Practical Intramedullary Nailing Therapy

实用髓内钉
治疗学

Practical Intramedullary Nailing Therapy

实用髓内钉治疗学

主　编　王秋根

副主编　吴晓明

王建东

林　英

黄伟杰

北京大学医学出版社

SHIYONG SUINEIDING ZHILIAOXUE

图书在版编目（CIP）数据

实用髓内钉治疗学 / 王秋根主编. — 北京：北京大学医学出版社, 2023.7（2023.8 重印）
ISBN 978-7-5659-2812-3

Ⅰ. ①实…　Ⅱ. ①王…　Ⅲ. ①骨折固定术
Ⅳ. ①R687.3

中国国家版本馆CIP 数据核字(2023) 第006091 号

实用髓内钉治疗学

主　　编：王秋根
出版发行：北京大学医学出版社
地　　址：（100191）北京市海淀区学院路 38 号　北京大学医学部院内
电　　话：发行部 010-82802230；图书邮购 010-82802495
网　　址：http：//www.pumpress.com.cn
E — mail：booksale@bjmu.edu.cn
印　　刷：北京金康利印刷有限公司
经　　销：新华书店
责任编辑：刘　燕　　**责任校对**：靳新强　　**责任印制**：李　啸
开　　本：880 mm × 1230 mm　1/32　　**印张**：7.875　　**字数**：242 千字
版　　次：2023 年 7 月第 1 版　2023 年 8 月第 2 次印刷
书　　号：ISBN 978-7-5659-2812-3
定　　价：95.00 元

编者名单

（按姓氏笔画排序）

王会祥　上海市第六人民医院
王建东　上海市第一人民医院
王秋根　上海市第一人民医院
孔德超　上海市第一人民医院
卢　冰　四川省人民医院
付中国　北京大学人民医院
庄云强　浙江省宁波市第六人民医院骨科
毕　春　上海市第一人民医院
吕　飞　扬州大学附属医院
刘雯燕　上海市第一人民医院
许新忠　安徽医科大学第二附属医院
汤逸昕　上海市第一人民医院
杨大威　哈尔滨医科大学附属第四医院
吾路汗　新疆医科大学附属第一人民医院
吴剑宏　上海市第一人民医院
吴晓明　上海市第一人民医院
张　媛　上海市第一人民医院
张世民　同济大学附属杨浦区中心医院
林　英　上海市第一人民医院
周　颖　上海市第一人民医院
查孝龙　上海市第一人民医院

顾海伦　中国医科大学附属盛京医院

翁思阳　上海市第一人民医院

黄伟杰　上海浦东新区浦南医院

曹　雷　上海市第一人民医院

崔晓春　上海市第一人民医院

傅慧超　上海市第一人民医院

谢增如　新疆医科大学附属第一人民医院

视频提供者

卢　冰　四川省人民医院

付中国　北京大学人民医院

杨大威　哈尔滨医科大学附属第四医院

王建东　上海市第一人民医院

谢增如　新疆医科大学附属第一人民医院

吾路汗　新疆医科大学附属第一人民医院

许新忠　安徽医科大学第二附属人民医院

王秋根　上海市第一人民医院

林　英　上海市第一人民医院

主编介绍

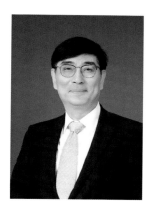

王秋根，男，1960 年 12 月生于上海。1984 年毕业于第四军医大学医疗系。主任医师、教授、博士生导师，上海市第一人民医院骨科主任，上海市创伤急救中心学科带头人、中华医学会骨科学分会创伤学组委员、中国医师协会骨科医师分会创伤骨科学组委员、中国医师协会骨科专业学院专科管理委员会委员、中国医师协会毕业后医学教育骨科专业委员会委员、国际内固定学会（AO/ASIF）讲师团讲师，《国际骨科学杂志》副主编，《中华创伤骨科杂志》《中华创伤杂志》《中华外科杂志》《中华骨科杂志》《创伤外科杂志》等编委及审稿专家。王秋根教授从事骨科医、教、研工作 30 余年，在国内较早地将微创治疗理念引入创伤骨科领域，并于 2012 年在国内最早对 AR、VR 技术在创伤骨科中的应用进行了实验研究并发表了相关论文。王秋根教授擅长多发伤、严重骨盆骨折、近关节周围骨折、骨不连及骨髓炎等的临床诊治，具有颇深的学术造诣和丰富的临床经验。

王秋根教授曾任上海市医学会第 35 届理事会理事、北美创伤骨科学会（OTA）国际委员、中华医学会第七届创伤学分会交通伤与创伤数据库学组副主委、中华医学会上海第三届创伤学分会主任委员、中国医师协会骨科医师分会第二届全国常务委员、长海医院骨科副主任（2000—2007 年）等职。共发表中文核心期刊论文和 SCI 论文 200 余篇（其中 2007 年以来发表 SCI 论文 40 余篇），获国家自然科学基金面上项目 2 项、国家自然科学基金重点基金子课题、"973 计划"子课题、上海市重点基金等 600 余万元；荣获上海市科技进步奖二等奖、三等奖各一项，教育部科技进步奖一等奖一项，上海医学科技奖二等奖、三等奖各一项，军队科学技术进步奖二等奖一项，三等奖两项；荣获个人三等功一次；主编专著 6 部，参编 30 余部。

前　言

　　用髓内钉治疗骨干骨折，早在16世纪就有记载。随着髓内钉治疗长骨干骨折理念的不断深入，新一代髓内钉产品不断出现，手术技巧不断提高，越来越多的骨干骨折得到良好的治疗，造福于患者。目前国内有关髓内钉的专著不多，不少内容有雷同。并且我们发现，传统的医学书籍编写方式已不能满足临床医生学习的需求。我一直梦想有一本将髓内钉技术的治疗和护理融为一体且图文并茂的专著，这样的编写方式符合基层医生的需求，能使他们快速掌握髓内钉技术，从而为广大患者服务。本书共分五篇，除总论外，每一章都附上了相关手术或护理的视频。我们把多年的临床经验、实实在在的临床手术诀窍编写在这本书里。本书既重点突出又灵活实用，相信读者在学习过程中也会有不一样的体会。

　　本书编写得到了众多国内专家的支持，在此对北京大学人民医院的付中国教授、新疆医科大学附属第一人民医院的谢增如教授和吾路汗医生、四川省人民医院的卢冰教授、安徽医科大学第二附属医院的许新忠教授等提供手术视频表示衷心的感谢。

　　这一新颖的编写方式，只是我们的初步尝试。由于我们的水平和经验有限，加上很多典型手术病例照片收集不够，或者图片不够清晰等，会有很多不足之处，敬请各位同道批评指正。

王秋根

2023年5月

目　录

第四篇　胫　腓　骨

第五篇　护理与康复

手术视频二维码资源使用说明及索引

请扫描以下二维码，获取视频资源。

ISBN9787565928123

第一篇

总　论

第一章　髓内钉的历史与进展

一、髓内钉的历史

　　髓内钉是一种骨科内固定器械，主要用于人体长骨干骨折的固定，操作简单，创伤小，术后并发症发生率较低。与髓外偏心固定的钢板比较，髓内钉位于髓腔内，中央性固定髓内钉是应力的分担者，生物力学效能更好，可允许患者早期活动。与传统的切开复位钢板内固定相比，微创手术尽可能保留了骨折后残存的血供。目前髓内钉在临床上得到了广泛的应用。

　　髓内钉的发展是一个漫长的过程。关于髓内固定最早有记载的是在16 世纪，墨西哥阿芝克人用木条植入骨髓腔治疗骨不连。到了 18 世纪，有医生用象牙甚至人骨制成髓内固定装置（图 1-1）。但是随访发现，植入髓内的生物材料存在被吸收和排异的现象。

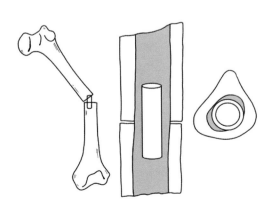

图 1-1　象牙制成的髓内固定器械

　　19 世纪末期，瑞士籍德国外科医生 Nicholas Senn 首先提出了用髓内固定来治疗骨干骨折的理念，之后的第一次世界大战成为促使这种理念走向实践的重要阶段。许多战时因为枪弹伤造成四肢骨折的士兵接受了髓内植入物的治疗方式。当时这些髓内植入物大多是由非医用金属制成的，治疗效果都不甚理想，并且术后感染的比例极高，但是髓内固定方法逐渐成为了关注的热点——美国的 Rush 兄弟报道了用斯氏针植入髓腔内治疗尺骨近端和股骨近段骨折（图 1-2），Smith-Peterson 报道了用不锈钢髓内钉治疗股骨颈骨折（图 1-3）。

　　直到 1939 年，德国医生 Gerhard Küntscher 在基尔（联邦德国的城市名）医学会会议上首次报道了 1 例其成功利用自制的髓内钉治疗股骨转子下骨折的病例。当然，这也是全世界首例利用髓内钉固定方法治疗股骨转子下骨折成功的病例。在 1940 年德国骨科年会上，他报道了利用髓内

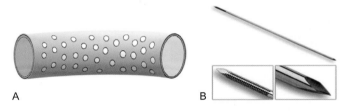

图 1-2　早期的髓内植入治疗。A. Senn 医生将金属制支架用于髓内；B. 斯氏针用于髓内固定

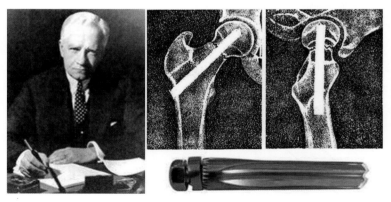

图 1-3　Smith-Peterson 用不锈钢髓内钉治疗股骨颈骨折

钉治疗类似的 13 例骨折的经验，并且介绍了髓内固定的手术步骤。同时，他总结了髓内钉的三大优点：①可以在远离骨折端的位置进针，从而避免骨折端的暴露；②合适直径的髓内钉可以与髓腔紧密结合，髓内中央性固定使患肢在早期就能获得坚强固定，开始早期锻炼；③植入的髓内钉的工作距离可以接近整个患肢的长度。Küntscher 医生是髓内钉发展历程中里程碑式的人物，享有"髓内钉之父"的盛誉（图 1-4）。

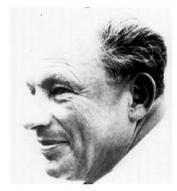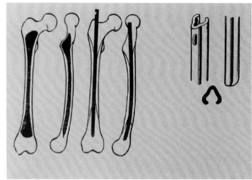

图 1-4　Küntscher 和他的髓内钉

1945 年，《纽约时报》（*New Times*）报道了 Küntscher 利用髓内钉治疗股骨干骨折的病例。

自此学界对髓内钉的关注度持续升温，关于髓内钉的第一本著作由 Richard Maatz 医生撰写。1950 年，美国的 Dana Street 通过临床对照研究，提出了"髓内钉是最适用于长骨干骨折的治疗方法"的理论。这篇报道也刊登在了同年的《美国医学协会杂志》（*Journal of the American Medical Association*，JAMA）上。越来越多的医生投入对于髓内钉设计的改进及手术方式探索等的研究中，髓内钉治疗的疗效得以不断改进。

二、近代髓内钉的发展

Küntscher 在 1930—1940 年研制出的髓内钉被称为第一代髓内钉（G-K

钉），材质主要为不锈钢，其断面从起初的 V 形逐步演变为梅花形钉（图 1-5）。第一代髓内钉制作工艺较粗糙，不能实施远近端交锁固定，抗骨折断端之间的旋转能力差，其稳定主要依赖骨折断端之间的嵌插，而且操作难度大，适应证较窄，在临床上只适用于股骨干中段骨折。

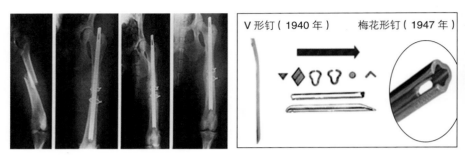

图 1-5   第一代髓内钉

许多学者在 G-K 钉的基础上进行改进，其间出现过诸如 Westerborn 的 V 形钉及 Soeur Robert 的 U 形钉等。1942 年，Fisher 等报道了具有突破意义的一项技术——扩髓技术。

通过扩髓，使得骨干髓腔与直径较粗的髓内钉更为匹配，增大了髓内钉和骨皮质的接触范围，提高了髓内固定的稳定性（图 1-6）。1953 年，另一个革新技术——髓内钉交锁技术由 Modny 和 Bambara 首先报道。通过髓内钉远近端的螺钉交锁固定，维持了骨折端的长度，增强了髓内钉抗旋转的能力，提高了髓内固定的初始稳定性（图 1-7）。

以扩髓和交锁为特点的第二代交锁髓内钉，通过交锁螺钉将髓内钉主钉与骨连接成为一个整体，提高了髓内固定的稳定性，对于长骨干骨折尤其是粉碎性骨折的治疗效果较好。第二代髓内钉的手术技术与第一代基本相同，只是增加了螺钉远近端和髓内钉主钉交锁的步骤。其中最具代表性的是 20 世纪 70 年代法国医生 Grosse 和 Kempf 研制的 Grosse-Kempf 钉。

Johnson 比较了 Grosse-Kempf 钉、第一代股骨髓内钉以及传统的牵引方法治疗股骨干骨折的临床研究，结果显示与牵引及第一代髓内钉相比，Grosse-Kempf 钉的治疗失败率最低，并发症最少，因此，第二代髓内钉在美国被认为是治疗股骨干骨折的金标准。但是在实践中发现第二

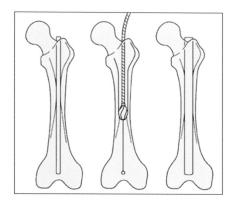

图 1-6 扩髓技术

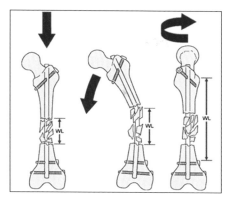

图 1-7 锁定技术

代髓内钉也存在许多问题，如骨折畸形愈合或骨不连；发生跛行、疼痛，导致功能障碍；还有在术中软组织保护问题等。使用第二代髓内钉治疗干骺端骨折疗效不佳，复位丢失及交锁螺钉断钉的发生率高。

与此同时，出现了专门用于术中透视的影像增强器（图 1-8），使髓内钉手术时骨折闭合复位和固定得以实现。闭合复位和髓内钉固定具有重要意义：降低了切口感染率，提高了骨折愈合率，并使患者获得早期锻炼和负重。

至 20 世纪 80 年代，第二代髓内钉已经在欧美获得了广泛的应用。马元璋教授率先在我国开展了利用髓内钉治疗骨干骨折，随后髓

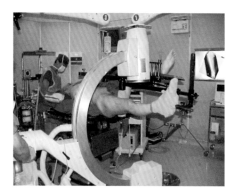

图 1-8 C 臂机术中透视

内钉技术得到推广普及。目前髓内钉设计尚处于进一步完善的过程：相关医疗器械公司的研发人员与临床医生相配合，对第二代髓内钉进行了改进，目前第三代锁定型交锁髓内钉已经在临床中普遍使用。第三代髓内钉在进针点、近端和远端交锁固定方法以及手术技巧等方面进行了改善。第三代髓内钉具有以下特点：①经皮进针，精确定位，精确扩髓；②产品具有多种交锁模式，可以适用于不同类型骨折的治疗；③生物力

学性能良好，钉截面呈圆形，减少了插钉过程中对骨内膜血供的破坏；④为钛合金材料，弹性模量与骨皮质接近，具备良好的生物相容性和疲劳寿命；⑤采用改良的骨折闭合复位技术，避免畸形愈合，特别是远近端与髓内钉的多平面、多方向锁定型固定使髓内钉的应用范围扩展至长骨干骺端（图 1-9）。

现以股骨近端及髋部骨折为例讲解第三代髓内钉的使用特点。①第三代髓内钉的进针点从梨状窝外移到大转子顶点，对股骨头的血供保护得更好，也降低了插钉过程中医源性股骨颈骨折的发生；②主钉尾部与主钉之间增加了一定的外翻角而不是原来的

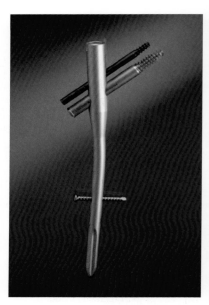

图 1-9　股骨近端髓内钉

直钉，使得插钉更加简便；③近端采用了多种锁定模式：Intertan 股骨近端交锁髓内钉系统（施乐辉）近端采用联合交锁，加强抗旋转和成角稳定性，增强拉力钉的抗切出力；④防旋股骨近端髓内钉（proximal femoral nail antirotation，PFNA）：股骨近端交锁髓内钉系统近端锁定采用空心螺旋刀片，减少了骨质的丢失，同时抗旋转及切出的性能优秀；⑤增加了髓内钉远端锁定钉与主钉尾端的距离，分散了局部应力，避免既往设计中远端锁定螺钉与主钉尾端距离过近，而导致局部应力集中、继发股骨干骨折或远端螺钉断裂的风险。

如今，髓内钉已经成为长骨干骨折首选的内固定方式。借助锁定型交锁固定技术的应用，在治疗长骨干骺端骨折中髓内钉取得了接近锁定钢板的疗效。目前髓内钉仍处于不断完善的过程中，科技进步带来了远端瞄准器锁定技术、光电瞄准锁定技术及术中导航等一系列先进的技术和工具，使手术的切口越来越小，手术时间越来越短，固定的稳定性越来越高，患者功能的恢复也越来越快。

总结

经过从 16 世纪开始至今不断的发展，从股骨髓内钉可以看出，由简单不能抗旋转的 G-K 钉，到现有近端和远端锁定模式的第三代髓内钉，髓内钉治疗的范围不断延伸，与髓内钉操作相关的手术工具也在不断改进，使微创闭合复位内固定成为髓内钉治疗的特点。

随着技术的发展，医疗与工程智能的紧密结合，相信会出现更好、更多类型的髓内钉系统。

（作者：傅慧超、吴晓明；绘图：汤逸昕）

参考文献

[1] FARILL J. Orthopedics in Mexico[J]. J Bone Joint Surg [Am], 1952, 24: 506-512.

[2] SENN N. President's address: A New Method of Direct Fixation of the Fragments in Compound and Ununited Fractures[M]. Am Surg Assoc, 1893.

[3] HEY GROVES E W. Ununited fractures with special reference to gunshot injuries and the use of bone grafting[J]. Br J Surg, 1918—1919, 6: 203-247.

[4] BURGHARD F F. A System of Operative Surgery[M]. London: Oxford University Press, 1914.

[5] LILIENTHAL H. Fracture of the femur: open operation with introduction of intramedullary splint[J]. Ann Surg, 1911, 53: 541-542.

[6] KÜNTSCHER G. The marrow nailing method[J]. Stryker Trauma GmbH, 1947.

[7] RUSH L V, RUSH H L. A reconstruction operation for comminuted fracture of the upper third of the ulna[J]. Am J Surg, 1937, 38: 332-333.

[8] BÖHLER L, BÖHLER J. Küntscher's medullary nailing[J]. J Bone Joint Surg [Am], 1949, 31: 295-305.

[9] SMITH-PETERSEN M N, CAVE E F. Intracapsular fractures of the neck of the femur[J]. Arch Surg, 1931, 23: 715-759.

[10] STREET D M, HANSEN H H, BREWER B J. The medullary nail[J]. Arch Surg, 1947, 55: 423-432.

[11] STREET D M. The evolution of intramedullary nailing//The science and practice of intramedullary nailing. 2nd Edition. Philadelphia: Lippincott Williams & Wilkins, 1996: 1-26.

[12] STREET D M. Medullary nailing of the femur[J]. JAMA, 1950, 143: 709-714.

[13] WATSON-JONES R, BONNIN J G, KING T, et al. Medullary nailing of fractures after fifty years with a review of the deficiencies and complications of the operation[J]. J Bone Joint Surg Br, 1950, 32: 694-729.

[14] 马元璋, 叶衍庆, 陈正中, 等. 压缩髓内针临床应用的初步报告 [J]. 上海第二医学院学报, 1982(1): 36-39.

[15] LOTTES J O. Medullary nailing of the tibia with the triflange nail[J]. Clin Orthop Relat Res, 1974, 105: 253-266.

[16] MODNY M T, BAMBARA J. The perforated cruciate intramedullary nail: preliminary report of its use in geriatric patients[J]. J Am Geriatr Soc, 1953, 1: 579-588.

[17] AUFRANC O E, JONES W N, HARRIS W H. Femoral shaft fracture [J]. J Am Med Assoc, 1962, 182: 1325-1327.

[18] FISCHER S. Gerhard Küntscher 1900-1972[J]. J Bone Joint Surg Am, 1974, 56: 208-209.

[19] CLAWSON D, KAY S, ROBERT F, et al. Closed intramedullary nailing of the femur [J]. J Bone Joint Surg Am, 1971, 53-A: 681-692.

[20] KEMPF I, GROSSE A, BECK J. Closed locked intramedullary nailing: its application to comminuted fractures of the femur[J]. J Bone Joint Surg Am, 1985, 67(5): 709-720.

[21] HANSEN S T, WINQUIST R A. Closed intramedullary nailing of fractures of the femoral shaft: technical considerations[J]. AAOS Instr Course Lect, 1978, 27: 90-108.

[22] HANSEN S T, WINQUIST R A. Closed intramedullary nailing of the femur. Küntscher technique with reaming[J]. Clin Orthop, 1979, 138: 56-61.

[23] BROWNER B D, WISS D A. The Grosse-Kempf locking nail for the femur//The Science and Practice of Intramedullary Nailing. Philadelphia: Lea & Febiger, 1987: 233-252.

[24] RUSSELL T A, TAYLOR J, CHARLES L, et al. Mechanical characterization of femoral interlocking intramedullary nailing systems[J]. J Orthop Trauma, 1991, 5: 332-340.

[25] LUCAS S E, SELIGSON D, HENRY S L. Intramedullary supracondylar nailing of femoral fractures[J]. Clin Orthop, 1993, 296: 200-206.

[26] PERREN S M. Evolution of the internal fixation of long bone fractures[J]. J Bone Joint Surg, 2002, 84(8): 1093-1110.

[27] SMITH-PETERSEN M N. Intracapsular fractures of the neck of the femur. Treatment by internal fixation[J]. Arch Surg, 1931, 23: 715-759.

第二章　髓内钉固定的原理与骨折愈合

一、髓内钉的生物力学

髓内钉在治疗四肢长骨干骨折，尤其是下肢长骨干骨折中起到重要作用，这与其独特的生物力学性能密不可分。髓内钉的材料、几何形状及截面设计等都会对其生物力学参数产生影响，而主要的生物力学参数包括强度、惯性矩、硬度及弯曲刚度等。

髓内钉的自身强度是指在负载作用下髓内钉抵抗破坏的最大能力。材料的强度可以用极限张力强度、弯曲刚度或扭转强度等来表示。髓内钉的强度是由材料、负载沿髓内钉的长度和截面的分布情况共同决定的。对于内固定后没有明显移位的简单骨折，髓内钉承受的负载小，而骨骼承受的负载大。对于明显移位的骨折，骨骼承受的负载较小，更多的负载加到了髓内钉上，这就需要髓内钉有更高的强度。

髓内钉的惯性矩反映的是物体承受弯曲负载时的结构强度。一般用公式 $W=I/Z_{max}$ 来分析一个物体的弯曲刚度。W 是截面模量，它与物体的弯曲刚度呈正比；I 是惯性矩；Z_{max} 是点应力到中心轴的最大距离。由此可见，在 Z_{max} 相同的情况下截面积越大，I 越大。惯性矩的另一种表达形式是 $I=D^4 \times \pi/64$。当髓内钉是实心时 D 即为钉直径。当髓内钉为空心时，D 为外径 − 内径，因此，髓内钉直径越大、管壁越厚，则其惯性矩就越大。由于胫骨承受负重比股骨小，胫骨髓内钉以前常用实心，比股骨髓内钉要细，因而既保留了较大的强度，又不必因扩髓造成胫骨血供的破坏。但近年来随着材质和加工工艺的提高，为了便于利用导针实施闭合复位，目前胫骨髓内钉绝大多数是空心的。

髓内钉的弯曲刚度指的是物体在外力作用下抵抗变形的能力。弯曲刚度一般用弯曲刚性系数表示，即惯性矩与材料的弹性模量的乘积（$I \times E$）。髓内钉和骨必须构成一个坚固的系统，足以将骨折块维系在一起，促进骨折愈合。如果髓内钉的刚度过低，无法承受生理负载，会导致骨折的延迟愈合或不愈合。

髓内钉的扭转类似于在一个杠杆两端的截面上施加一对大小相等、方向相反的力时，这个杠杆就会发生扭转。一般常用公式 $\theta = TL/JG$ 计算它扭转变形的大小，θ 是髓内钉沿截面半径方向的扭转角度，T 是所施加的扭矩，L 是髓内钉的工作长度，J 是极惯性矩，G 是剪切模量，GJ 是扭转系数。设计人员能够较好控制的变量是髓内钉的工作长度 L 和它的极惯性矩 J。与惯性矩相似，髓内钉越粗，其材料分布离主轴越远，极惯性矩越大，髓内钉的抗扭转性能越好，固定在骨上就越坚固。

髓内钉的疲劳特性是指物体承受循环负载而在力学性能上发生渐变至质变的特性。作为固定骨折的植入物，髓内钉必须能够承受大量的循环负载而在力学性质上没有明显的改变。应力在髓内钉上的分布与其疲劳特性相关。

二、固定原理

相对于位于骨干表面的钢板，位于骨干髓腔内的髓内固定方式称为"中心固定"。这种固定方式使应力比较分散，减少了应力遮挡，有利于骨痂的形成。髓内钉固定旨在恢复患肢骨骼的力学结构和承受骨骼的负载，因此要求髓内钉要具备相应的生物力学性能。要满足这些生物力学条件，在设计以及使用髓内钉时就必须考虑其长度（总长度、工作长度以及与骨接触长度）、截面（形状、直径）以及是否需要附加的固定装置（锁钉、固定钩）等。在临床应用髓内钉时要了解其固定的原理，才能为不同患者的不同骨折类型选择适合的固定方式。

髓内钉的工作长度是髓内钉近端、远端与骨紧密固定点之间的距离。小直径的髓内钉与骨干之间不会紧密贴合，其工作长度是锁钉之间的距离；而紧密贴合的髓内钉的工作长度是远端及近端与骨皮质紧密固定点之间的距离。髓内钉的扭转强度与工作长度成反比，弯曲刚度与工作长度的平方成反比。因此，髓内钉越长，其抗扭转与弯曲的能力越弱，就越容易引起髓内钉因疲劳断裂而固定失败，小直径的非扩髓髓内钉容易出现疲劳性断裂。

扩髓技术是髓内钉发展历程中重要的一项技术革新。扩髓的目的是使髓内钉与骨的接触面积增大，提高其稳定性。扩髓之后，可植入更粗直径的髓内钉，增强钉的强度，有利于早期功能锻炼。扩髓出现的碎骨屑可以刺激骨折愈合。由于不同的患者骨骼形态不同，髓腔的大小及深浅也有区别，扩髓能使髓内钉与髓腔的匹配程度增高。近期的一项关于胫骨干骨折髓内钉固定失败率的研究显示，髓内钉直径与胫骨髓腔宽度比值在 0.8 ~ 0.99 将获得最好的愈合率。

在交锁钉出现之前，髓内钉的轴向稳定性差，抗扭转强度低，但具有一定弹性，变形后可以恢复，仅造成少量骨内滑动；而交锁髓内钉具有较好的抗压缩和抗逆转强度，固定稳定性好。髓内钉交锁技术的成熟有助于实现交锁髓内钉的生物力学优势——手术时可以先进行远端锁定，然后在影像增强器监视下进行回敲操作。回敲的目的在于减小骨折端之间的间隙并予以断端加压。由于髓内钉与髓腔之间难以达到紧密匹配，因而在内固定过程中髓内钉在较为宽阔的髓腔内可能发生摇晃，导致断端固定的不稳定。对髓内钉近远端采取多平面、多方向的交锁固定，可以减轻髓内钉的晃动，避免复位丢失而导致骨折畸形愈合。通过植入 1 ~ 2 枚阻挡钉（Poller 螺钉）可以有效地预防这种情况的发生。阻挡钉的作用在于使干骺端髓腔宽度缩小，将主钉限制在髓腔中央，同时增加了机械稳定性。

部分采取静态交锁固定模式的病例会出现愈合缓慢或有不愈合的趋势。如果髓内钉固定不存在手术技术上的错误（包括长度、直径及骨折复位良好等），可以考虑通过取出远端或近端 1 ~ 2 枚交锁螺钉进行动力化，来增加骨折端间的轴向应力，刺激骨痂生长，促进骨折愈合。

综上所述，髓内钉是一种中央型髓内固定方式，与髓外偏心固定的钢板相比较，髓内固定的优势有：①应力分散，抗压缩及扭转强度高，稳定性好；②手术时闭合复位减轻软组织损伤，保留了骨折后残存的血供；③术中通过扩髓、交锁及阻挡钉等技术，可以进一步增加髓内固定的稳定性，有利于患者得到早期功能锻炼。钢板与髓内钉的比较列于表 2-1。

表 2-1　钢板与髓内钉的比较		
	钢板	髓内钉
固定方式	髓外、偏心	髓内、中心
应力	遮挡	分担
强度	++	+++
稳定作用	+++	++
复位效果	++	++
组织损伤	++	+
促进愈合	++	+++
开放性骨折（Gustilo 分型）	I	I、II
切口	大	小
拆除损伤	++	+

三、髓内固定后骨折的愈合方式

1.骨折的愈合方式　骨折的愈合方式分为两种：一种是直接愈合，另一种是间接愈合。

（1）直接愈合：也称一期愈合，是指骨折断端达到解剖复位，断端之间紧密接触，愈合过程中无骨痂形成，通过断端间自我塑形达到愈合。直接愈合要求坚强内固定达到愈合过程中断端之间与异常活动时的绝对稳定状态。一般简单骨折要求绝对稳定。钢板、螺钉及张力带等技术是常用于简单骨折的固定方式。

（2）间接愈合：也称二期愈合，是指骨折断端间未达到解剖复位，断端间有间隙，骨折断端之间存在相对运动，愈合过程中伴随骨痂形成达到愈合。复杂骨折的愈合一般属于间接愈合，其固定方式相对稳定。髓内钉及桥接钢板等是常用的复杂骨折的固定方式。

2.间接愈合的病理生理过程　间接愈合的病理生理过程分为四期：

（1）一期：为血肿炎症机化期。伤后 6 ~ 8 h，骨折局部形成血肿，发生无菌性炎症反应，新生毛细血管、成纤维细胞等侵入血肿，逐渐形成肉芽组织并进一步转为纤维组织。这一过程大约在骨折后 2 周内完成（图 2-1）。

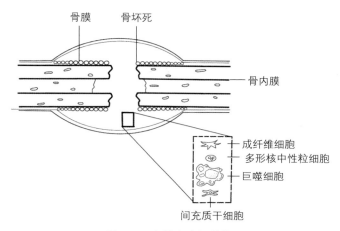

图 2-1　血肿炎症机化期

（2）二期：为原始骨痂形成期。骨内、外膜内层的成骨细胞开始增生分化，形成骨样组织，逐渐钙化并形成新的网状骨，即膜内化骨。膜内化骨在远离骨折间隙的部位形成骨袖，骨痂其他部位的肉芽组织由纤维组织和软骨组织所替代，血管长入骨痂（图 2-2）。

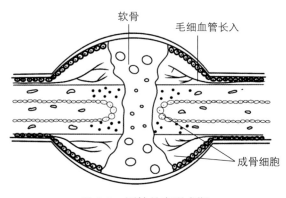

图 2-2　原始骨痂形成期

（3）三期：为硬骨痂形成期。通过膜内成骨和软骨化骨将骨痂彻底转化为骨性组织。一般需要 4～8 周（图 2-3）。

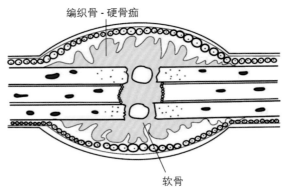

图 2-3　硬骨痂形成期

（4）四期：为骨痂塑形期。随着肢体的负重和活动，在应力轴线上的骨痂不断得到加强和改造，应力轴线外的骨痂则不断被剔除，骨痂内的骨小梁重新按应力方向排列，进行再塑形，使得编织骨转化为板层骨（图 2-4）。

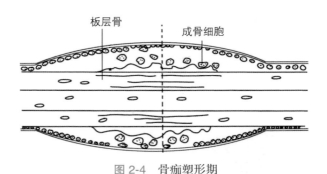

图 2-4　骨痂塑形期

髓内钉主要适用于四肢长骨干的骨折，对于简单骨折和复杂骨折都能达到良好的治疗效果。对于下肢长骨干的简单骨折，可以在解剖复位后插入髓内钉，先通过远端螺钉交锁固定后，通过"回敲技术"将远端骨折块向近端提拉，类似加压钢板通过普通螺钉对骨折断端之间进行加压固定使断端间紧密接触。髓内钉对骨折断端固定的稳定程度逊于钢板。

然而，髓内钉对于复杂骨折固定具有一定优势：①髓内钉固定手术入路可以选择闭合复位内固定，无须暴露骨折端，从而保护了骨折后残存的血供；②有利于骨折的愈合（图2-5、图2-6）。

在骨折愈合过程中，内固定钢板或髓内钉的作用是临时维持复位至骨折自身愈合。如果骨折愈合的生理过程受到干扰或破坏导致骨折迟缓愈合或骨不连，那么任何内固定器材都将面临失效或断裂的风险。

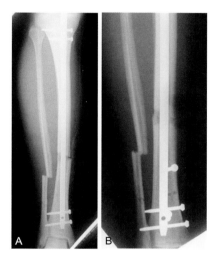

图 2-5　对骨折采用阻挡钉前（A）和采用阻挡钉后的情况（B）

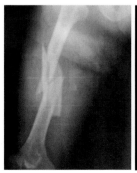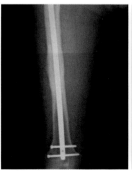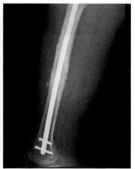

图 2-6　股骨干粉碎性骨折术后 2 年间接愈合

四、总结

- 骨愈合有两种形式：直接愈合和间接愈合。
- 长骨干简单骨折：解剖复位，直接愈合。
- 长骨干粉碎性骨折：间接愈合。
- 髓内钉属于间接愈合。

以上是长骨干骨折首先选择髓内钉的理由。

（作者：傅慧超、吴晓明；绘图：汤逸昕）

参考文献

[1] RUSH L V, RUSH H L. A reconstructive operation for comminuted fractures[J]. Am J Surg, 1937, 38: 332.

[2] RUSH L. Atlas of rush-pin technics. A System of Fracture Treatment[M]. Meridian: Berivon Co, 1955.

[3] SMITH-PETERSEN M N, CAVE E F, VANGORDER G W. Intracapsular fractures of neck of femur. Treatment by internal fixation[J]. Arch Surg, 1931, 23: 715.

[4] SPEITLING A. Intramedullary Nail Systems//KEMPF I, LEUNGS, SHATIN A. Practice of Intramedullary Locked Nails[M]. Berlin/Heidelberg: Springer, 2002: 51-59.

[5] MODNY M T, BAMBARA J, MODNY M T, et al. The perforated cruciate intramedullary nail: preliminary report of its use in geriatric patients[J]. J Am Geriatr Soc, 1953, 1(8): 579-588.

[6] WINQUIST R A, HANSEN JR S T, CLAWSON D K. Closed intramedullary nailing of femoral fractures. A report of five hundred and twenty cases[J]. J Bone Joint Surg [Am], 1984, 66(4): 529-539.

[7] DAGRENAT D, KEMPF I. Biomechanics of Locked Intramedullary Fixation//Practice of Intramedullary Locked Nails[M]. Berlin/Heidelberg: Springer, 2002: 43-49.

[8] JOHNSON K D, TENCER A. Mechanics of intramedullary nails for femoral fractures[J]. Unfallchirurg, 1990, 93(11): 506-511.

[9] WHITTLE A P, RUSSELL T A, TAYLOR J C, et al. Treatment of open fractures of the tibial shaft with the use of interlocking nailing without reaming[J]. J Bone Joint Surg [Am], 1992, 74(8): 1162-1171.

[10] KLEIN N W, RAHN B A, FRIGG R, et al. Reaming versus non-reaming in medullary nailing: interference with cortical circulation of the canine tibia[J]. Arch Orthop Trauma

Surg, 1990, 109: 314-316.

[11] REICHERT I L H, MCCARTHY I D, HUGHES S P F. The acute vascular response to intramedullary reaming[J]. J Bone Joint Surg, 1995, 77-B: 490-493.

[12] BROOKES M. Bone Circulation and Effects of Experimental Interventions//KEMPF I, LEUNO S, SHATIA, A Practice of Intramedullary Locked Nails[M]. Berlin/Heidelberg: Springer; 2002: 11-30.

[13] GIANNOUDIS P V, FURLONG A J, MACDONALD D A, et al. Reamed against unreamed nailing of the femoral diaphysis: a retrospective study of healing time[J]. Injury, 1997, 1: 15-18.

[14] TORNETTA 3RD P, TIBURZI D. The treatment of femoral shaft fractures using intramedullary interlocked nails with and without intramedullary reaming: a preliminary report [J]. J Orthop Trauma, 1997, 11(2): 89-92.

[15] ANGLEN J O, BLUE J M. A comparison of reamed and unreamed nailing of the tibia[J]. J Trauma, 1995, 39(2): 351-355.

[16] SELIGSON D, HOWARD P A, MARTIN R. Difficulty in removal of certain intramedullary nails[J]. Clin Orthop Relat Res, 1997, 340: 202-206.

[17] LINDEQUE B G, AGUDELO J. Incarcerated tibial nail[J]. Orthopedics, 2009, 32(2): 126.

[18] COLLINGE C A, BELTRAN C P. Does modern nail geometry affect positioning in the distal femur of elderly patients with hip fractures? A comparison of otherwise identical intramedullary nails with a 200 versus 150 cm radius of curvature[J]. J Orthop Trauma, 2013, 27(6): 299-302.

[19] GAUTIER E, GANZ K, KRÜGEL N, et al. Anatomy of the medial femoral circumflex artery and its surgical complications[J]. J Bone Joint Surg [Br], 2001, 82: 358-363.

[20] BRUMBACK R J, TOAL JR T R, MURPHY-ZANE M S, et al. Immediate weight-bearing after treatment of a comminuted fracture of the femoral shaft with a statically locked intramedullary nail[J]. J Bone Joint Surg [Am], 1999, 81(11): 1538-1544.

[21] KASPAR K, SCHELL H, SEEBECK P. Angle stable locking reduces interfragmentary movements and promotes healing after unreamed nailing. Study of a displaced osteotomy model in sheep tibiae[J]. J Bone Joint Surg [Am], 2005, 87(9): 2028-2037.

[22] HÖNTZSCH D, BLAUTH M, ATTAL R. Angle-stable fixation of intramedullary nails using the Angular Stable Locking System® (ASLS) [J]. Oper Orthop Traumatol, 2011, 23: 387-396.

[23] STEDTFELD H W, MITTLMEIER T, LANDGRAF P, et al. The logic and clinical applications of blocking screws[J]. J Bone Joint Surg Am, 2004, 86-A Suppl 2: 17-25.

[24] FUNK JR F J, WELLS R E, STREET D M. Supplementary fixation of femoral

fractures[J]. Clin Orthop Relat Res, 1968, 60: 41-50.

[25] GONSCHOREK O, HOFMANN G O, BÜHREN V. Interlocking compression nailing: a report on 402 applications[J]. Arch Orthop Trauma Surg, 1998, 117(8): 430-437.

[26] MÜCKLEY T, LERCH C, GONSCHOREK O. Compression nailing for posttraumatic rotational femoral deformities: open versus minimally invasive technique[J]. Int Orthop, 2005, 29(3): 168-173.

[27] MOORE F A, MOORE E E. Evolving concepts in the pathogenesis of postinjury multiple organ failure[J]. Surg Clin North [Am], 1995, 75(2): 257-277.

[28] BONE L B, ANDERS M J, ROHRBACHER B J. Treatment of femoral fractures in the multiply injured patient with thoracic injury[J]. Clin Orthop Relat Res, 1998, 347: 57-61.

[29] PAPE H C, GIANNOUDIS P, KRETTEK C. The timing of fracture treatment in polytrauma patients: relevance of damage control orthopedic surgery[J]. Am J Surg, 2002, 183(6): 622-629.

[30] FINKEMEIER C G, SCHMIDT A H, KYLE R F, et al. A prospective, randomized study of intramedullary nails inserted with and without reaming for the treatment of open and closed fractures of the tibial shaft[J]. J Orthop Trauma, 2000, 14(3): 187-193.

[31] KEATING J F, O'BRIAN P I, BLACHUT P A, et al. Locking intramedullary nailing with and without reaming for open fractures of the tibial shaft[J]. J Bone Joint Surg, 1997, 79-A: 334-341.

[32] MELCHER G A, METZDORF A, SCHLEGEl U, et al. Influence of reaming versus nonreaming in intramedullary nailing on local infection rate: experimental investigation in rabbits[J]. J Trauma, 1995, 39(6): 1123-1128.

第三章

长骨干骨折的髓内钉治疗

一、长骨干粉碎性骨折

长骨干骨折（股骨、胫骨及肱骨等）的发生率较高，长骨干粉碎性骨折治疗困难，与以下因素有关：①高能量损伤：致伤原因与高能量损伤有关，合并伤伤情严重，对危及生命的合并伤救治往往延迟了对骨折的及时处理；②软组织的保护与处理：特别是胫骨位置表浅，是开放性骨折的好发部位，手术时机难以把握；③骨折移位较为复杂，长骨是众多韧带及肌肉的附着点，骨折的移位方向与肌肉的作用有关，闭合复位困难；④粉碎性骨折或邻近干骺端骨折内固定困难，维持复位至骨折愈合困难。

交锁髓内钉是治疗股骨干和胫骨干骨折的常规手术方法之一，特别是交锁髓内钉被推荐为治疗股骨干骨折的金标准。使髓内钉沿肢体长轴固定骨折断端，其作用类似"内夹板"。与钢板内固定方法相比，髓内钉固定有以下特点：①绝大多数髓内钉手术可以闭合复位，保护了骨折周围软组织和碎骨块残存的血供；②髓内钉固定属于相对稳定的固定方式，允许骨折断端之间存在微动；③沿髓内钉固定长轴的轴向压缩应力刺激有利于局部骨痂的形成。以上三条正好符合骨折愈合的三个必备条件。

髓内钉位于髓腔中央，与长骨的力学轴线接近，降低了折弯力作用在髓内钉上的力臂，并且轴向应力沿髓内钉全程均匀分布。与钢板固定方式相比，髓内钉固定的特点是其在骨折愈合过程中的角色是应力分担者（load sharing devices）。在骨折愈合的初期，绝大多数作用在骨折断端的应力由髓内钉承担。随着骨折逐步愈合，应力逐步由骨折断端和髓内钉共同承担。

（一）交锁髓内钉操作相关的手术步骤

1. 髓内钉扩髓

（1）扩髓的作用：①改善髓腔内表面与髓内钉之间的匹配度，增加髓内钉与髓腔的接触面积，有利于通过髓腔填充的容积效应达到更好的稳定骨折断端的目的。②扩大髓腔直径。避免较粗的髓内钉在插入较细的髓腔时发生嵌顿。③增加髓内钉的力学强度。圆柱形髓内钉的直径与其抗扭转力、折弯力和抗疲劳载荷等力学性能相关。④间接增加交锁螺钉的直径，提高髓内钉 - 骨 - 交锁螺钉力学结构的整体稳定性和力学强度。与钢板内固定术相比，这些力学上的优势对某些长骨骨折的治疗尤其突出。当骨折迟缓愈合或骨折不愈合时，发生髓内钉断裂的可能性较低。⑤虽然破坏了髓腔内血供，不利于骨折愈合，但是扩髓过程可以刺激骨膜血管生长（图3-1）。

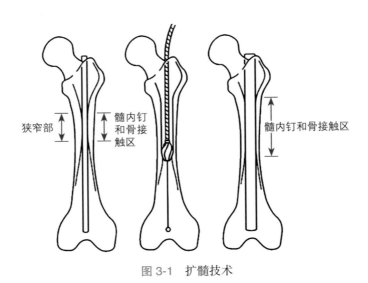

图 3-1　扩髓技术

（2）髓内钉扩髓理念的变化：目前髓内钉的扩髓理念由过度扩髓（over-reaming）转变为有限扩髓（limited reaming 或 ream-to-fit），扩髓的程度以骨髓腔能与髓内钉匹配为限。采取逐步扩髓的方式，即髓腔锉的直径每次增加 0.5 mm，比稍后插入的髓内钉大 1~2 mm。扩髓的目的在于插入直径更粗的髓内钉，以提高髓内钉 - 骨力学系统的稳定性。但是过粗的髓内钉容易导致骨折断端的应力遮挡，降低骨折断端之间的微动，并且过度扩髓易导致骨皮质厚度的减少以及加大髓内血供的破坏。有限扩髓的目的在于平衡两者之间的关系。

理想的髓内钉直径是：①提供足够的力学强度，以维持复位至骨折愈合；②不干扰骨折断端间正常的愈合过程，允许骨折断端存在一定程度微动，有利于骨痂的生成。

2.交锁技术　螺钉穿过髓内钉将髓内钉主钉、骨机械性连接成为整体的方式称为交锁（interlocking）。交锁髓内钉通过交锁螺钉将髓内钉主钉和骨机械性连接成为整体。通过交锁螺钉与髓内钉主钉之间的固定，髓内钉与骨髓腔的接触点也相应地增加至三点即三点固定（three-point fixation），可增加髓内钉控制骨折断端之间的旋转能力，并提高髓内固定的轴向稳定性，避免术后肢体长度的短缩，扩大髓内钉治疗的适应证，从仅限于位于长骨干狭部简单横行骨折扩展至粉碎性骨折（图 3-2）。

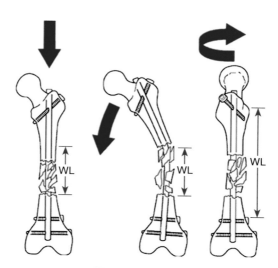

图 3-2　锁定技术

注：WL，髓内钉工作距离（working length）

髓内钉交锁技术的成熟与 1955 年专门用于术中透视的影像增强器的发明密切相关。影像增强器的出现降低了手术时电离辐射剂量，使得髓内钉手术时骨折闭合复位和内固定得以普及。闭合复位技术（生物学）和髓内钉固定（力学）具有同等重要意义：避免骨折断端的切开复位，减少软组织损伤，降低切口感染率；保留骨折断端残存的血供，增加骨折愈合率。

髓内钉交锁技术的优点是：①通过髓内钉远近端的交锁固定维持骨折端的长度；②远近端螺钉分别在冠状面与矢状面互相垂直，可进一步增强髓内钉抗旋转的能力，提高髓内固定的初始稳定性。

3. 交锁髓内钉的设计特点和相关技术

（1）空心髓内钉：方便手术时沿着导针闭合插入髓内钉，符合微创手术要求。借助加工步枪枪管的数控机床技术生产的空心股骨髓内钉整体管壁厚度均匀一致，并通过增加空心髓内钉管壁厚度提高髓内钉的整体力学强度。

（2）髓内钉远端交锁螺钉：①静力孔：圆形髓内钉远端螺钉。静力固定模式有利于维持肢体长度、对线和旋转稳定。作用在骨折断端的应力主要由髓内钉承担，这时髓内钉相当于应力的承担者。这种类型的螺钉适用于轴向不稳定骨折如长螺旋形骨折、多节段骨折及粉碎性骨折。对于下肢骨折，意味着术后应避免过早负重直到影像学检查显示骨折愈合。②动力孔：椭圆形髓内钉远端螺钉。髓内钉初期动力加压固定模式有利于骨折断端间加压固定。手术时先交锁固定远端的动力孔，然后通过加压近端螺钉使骨折断端沿长骨力线轴线相向接近。一般髓内钉设计加压范围在 7～8 mm。髓内钉术时沿长骨力线轴线进行加压有助于消除骨折断端间隙达到即时稳定，骨折断端紧密接触有利于促进骨折愈合。这时髓内钉相当于应力的分担者。这种类型的螺钉适用于轴向稳定骨折如短斜行或横行骨折。

（3）髓内钉的动力化：髓内钉动力化是指通过术后取出髓内钉一侧的交锁螺钉，使骨折断端沿长骨力学轴线互相接近，达到消除骨折断端间隙，减少髓内钉的应力遮挡效应，从而加速骨折愈合的目的。但是粉碎性骨折或术后仍存在断端间分离较多的患者，解除交锁固定后容易发生复位丢失及肢体短缩等并发症。目前认为髓内钉动力化的适应证应局限在断端之间内固定稳定的延迟愈合者。髓内钉动力化对骨折延迟愈合的疗效优于骨不连，对萎缩性骨不连不适用。特别需要注意的是，髓内钉动力化对肱骨骨折髓内钉固定术后延迟愈合或不愈合无效。

（4）更换髓内钉（exchange nailing）：髓内钉术后更换髓内钉包括取出原有髓内钉，扩髓、更换直径更粗的新髓内钉（至少大于1 mm）以达到更好的固定效果。更换髓内钉时的再次扩髓除了髓腔新鲜化外，还能给骨折部位带来干细胞，效果类似于自体髓内植骨。

更换髓内钉治疗骨不连或延迟愈合的疗效优于髓内钉动力化。其疗效与治疗部位有关：胫骨疗效优于股骨，对于肱骨骨折髓内钉治疗后骨不连或延迟愈合无效。

（5）阻挡钉：阻挡钉技术（blocking screw）是重要的髓内钉手术的辅助技术，其概念最早由 Krettek 等学者（1999）提出，目前仍有部分文献采用"poller screw"来表示阻挡钉。直径较细的髓内钉难以通过"容积效应"对宽大的干骺端骨折移位特别是侧方移位进行有效复位和固定。阻挡钉类似于人为制造的骨皮质内移，减小了骨骺端髓腔与髓内钉之间的空隙。借助阻挡钉可以纠正侧方移位和成角畸形，改善髓内钉固定后的力学轴线，具有较好的临床效果。

但是交锁髓内钉仍然存在以下问题：

（1）通过骨-髓内钉界面的交锁螺钉孔是骨-髓内钉-螺钉力学系统的应力集中点，也是髓内钉整体结构的力学薄弱点，特别是在有限扩髓理念指导下交锁髓内钉直径减小，与其匹配的交锁螺钉直径也相应变细，发生交锁螺钉断裂的风险增加。

（2）在目前缺乏更为精确的定位远端交锁螺钉的情况下，影像增强器引导下"徒手法"是髓内钉远端交锁的金标准，在设计上髓内钉交锁螺钉孔比螺钉直径稍大（约0.13 mm），并且没有螺纹以方便远端螺钉交锁固定。但是这种松散固定容易导致髓内钉与交锁螺钉之间发生晃动（screw-to-nail toggle），降低螺钉-髓内钉-骨结构的力学强度，特别是整体结构的抗旋转能力，易发生术后复位丢失、骨折延迟愈合或骨不连等并发症。

（3）治疗邻近骨骺端长骨骨折疗效不佳，原因是骨骺端髓腔宽阔，与交锁髓内钉的直径之间存在严重不匹配。

①复位困难：无法单独借助髓内钉进行复位，需要借助阻挡钉技术，或者在插入髓内钉前需要先行复位并辅以额外钢板维持复位。髓内钉的

开口点必须位于其力学轴线的中央。必须沿骨干力学轴线插入髓内钉，否则容易发生畸形愈合。

②维持复位困难：骨骺端髓腔宽大，直径较细的髓内钉无法与髓腔紧密接触以维持复位，三点固定的作用减弱（髓内钉钉尖、钉尾和与骨髓腔之间的压配式固定）；同时骨骺端骨量稀疏，无法为髓内钉和普通螺钉提供足够的把持力，维持骨折断端固定。数量有限的近端交锁螺钉无法涵盖骨骺端粉碎性骨折或者有效固定与螺钉作用方向平行的骨折块，需要辅以其他内固定方法。

③关节周围应力作用复杂，复位要求高，闭合复位困难。

④累及骨量稀疏的关节面或骨骺端近端骨折块较短，远端延伸至骨量致密骨干的骨折块较长，骨折远近端工作距离不等和固定强度的差异导致作用在骨折断端间应力不一致，局部剪切力的差异对愈合产生负面影响。如此众多原因导致交锁髓内钉治疗骨骺端骨折并发症的发生率远高于钢板内固定。

（二）锁定型交锁髓内钉

目前锁定型交锁髓内钉已经在临床中普遍使用，其设计初衷是通过改进交锁髓内钉设计来改善交锁髓内钉治疗骨骺端骨折的疗效。通过增加交锁螺钉的数量、改变螺钉与髓内钉之间的固定方式［"基于髓内钉固定"（nail based fixation）］和优化骨骺端螺钉的分布等方法，实现螺钉经髓内钉与骨骺端骨折多平面、多方向锁定型固定。锁定型交锁髓内钉的优点有：①消除交锁螺钉与螺钉孔之间的空隙（clearance），减少髓内钉与交锁螺钉之间界面的运动，避免髓内钉在干骺端髓腔内的晃动，增强髓内钉 - 骨 - 螺钉力学结构的整体稳定性。②借鉴锁定钢板设计改善螺钉在骨质疏松骨折中的把持力，减少骨折断端之间的微动，降低螺钉松动及退钉等并发症。

近年来，髓内钉由于手术创伤小、出血量少、对骨折处骨外膜干扰小、术后恢复时间短等特点，其应用范围从长骨干骨折扩展至干骺端骨折甚至简单的关节内骨折。

二、长骨干粉碎性骨折治疗的挑战

粉碎性骨折指骨折块 ≥ 3 个。在长骨干，粉碎性骨折对应 AO 分型中的 B 型（楔形骨折，图 3-3）和 C 型（复杂骨折，图 3-4、图 3-5）。

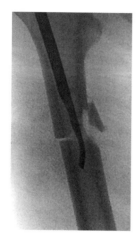

图 3-3　B 型骨折

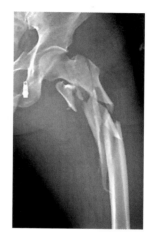

图 3-4　C 型骨折

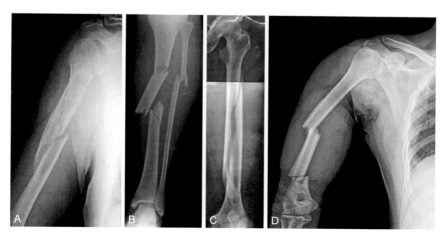

图 3-5　各种类型粉碎性骨折

高能量损伤患者的治疗原则为：

1.先救治危及生命的合并伤，再重建功能　高能量损伤患者往往有合并伤，比如合并有颅脑外伤或者腹腔脏器损伤。首先要救治这类危及生命的损伤，待生命体征平稳后再考虑行肢体骨折的处理。

2.开放性骨折软组织的处理和手术时机选择　对于开放性骨折软组织损伤，要根据软组织损伤程度，对 Gustilo Ⅰ、Ⅱ型尽早行清创后可行髓内钉固定。对于 Gustilo Ⅲ型，先处理软组织，用外固定支架临时固定，待软组织条件允许后再行髓内钉固定手术。

3.粉碎骨折块的复位　对于粉碎骨折块要考虑复位固定。若为大的骨块且上下移位，可行微创切口予以复位，复位后可行钢缆固定。对于仅仅分离的骨块，可暂时观察。一般待麻醉苏醒后，肌肉的收缩移位往往会使骨块靠拢。对于翻转的骨块，要看部位，尽量通过微创切口加以复位。如果骨块在股骨近端内侧，复位困难而且危险，暂可不处理。

4.内固定确保维持复位至骨折愈合　粉碎性骨折内固定困难，不能图省事一体化固定，否则达不到有效固定目的，引起复位丢失，导致畸形愈合。有时需要髓内、髓外联合固定，确保固定后能维持复位，并可以早期行不负重的功能锻炼，至骨折愈合。

5.节段性长骨干骨折的处理　对于节段性骨折块，尤其在狭窄部，扩髓是否需要钳夹，临床上往往存在困惑。我们的经验是对于胫骨干骨折，节段骨在狭窄部，一般通过经皮钳夹后再扩髓。对于股骨干骨折，节段骨在狭窄部，扩髓时一般不需要钳夹固定，因为在股骨上有多个肌肉附着。如果节段骨长度短，肌肉附着的力量不能抵抗扩髓，此时需要微创切口钳夹固定后再扩髓。

6.累及干骺端骨折的处理　以往累及干骺端骨折不是髓内钉的适应证，由于髓内钉设计的改进（锁定型交锁髓内钉）和手术技术的发展，包括使用阻挡钉等辅助技术，目前干骺端骨折应用髓内钉治疗已成常规。

三、长骨干粉碎性骨折选择髓内钉的理由

1.生物学优势

（1）对软组织条件的要求低（图 3-6A、B）。

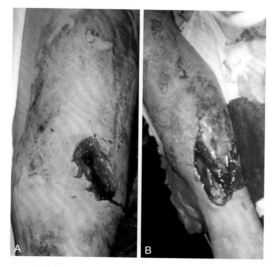

图 3-6　开放性骨折。A. Gustiolo Ⅱ 型；B. Gustiolo Ⅲ A 型

（2）对软组织的损伤较小（闭合手术或有限切口的小切口）。

（3）最大程度地保留了残存的骨折断端血供。

（4）扩髓具有类似自体植骨的效应。

（5）为闭合手术，出血少。

2.力学优势

（1）中心固定，与长骨的力学轴线一致。

（2）弹性固定：允许骨折断端之间存在微动。

3.新型多方向交锁髓内钉可治疗累及干骺端的长骨骨折。

4.手术技术的发展　扩髓技术和阻挡钉技术分别见 22 页和 25 页相关内容。

四、髓内钉手术适应证

1.多节段性骨折（图 3-7）。

2.粉碎性骨折（需相对稳定固定）。

3.某些 Gustilo Ⅰ、Ⅱ 型和 Ⅲ A 型开放性骨折（图 3-6A、B）。

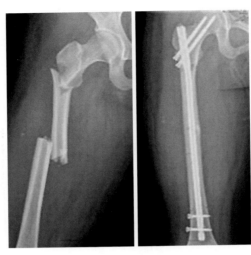

图 3-7　多节段性骨折

4. 多发性损伤。

5. 某些骨折不愈合或钢板固定失败者。

6. 皮肤软组织条件较差（如烧伤）。

7. 骨质疏松性骨折。

五、髓内钉临床应用的效果

髓内钉是下肢长骨干骨折治疗的首选（图 3-8）。在大量文献报道和临床的观察中，目前公认，对下肢长骨干骨折首先采用髓内钉固定，尤其是股骨干骨折，髓内钉固定后的股骨优良率接近 98%，因此，有的指南规定，股骨干骨折首选髓内钉。胫骨干骨折采取髓内钉治疗尽管没有达到股骨干的优良率，或者没有如此强调用髓内钉固定，但也是首选方法，用髓内钉固定后优良率超过 90%。

髓内钉手术后发生再骨折的比例低于钢板螺钉固定（表 3-1）。

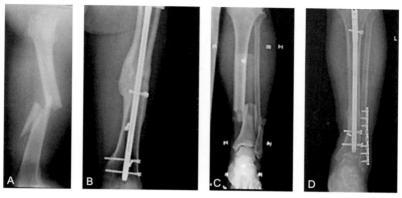

图 3-8 A. 股骨干骨折；B. 术后 2 年；C. 胫腓骨干骨折；D. 术后 15 个月

表 3-1 髓内钉及钢板螺钉固定手术后发生再骨折的比例

骨折类型	再次骨折例数
钢板螺钉周围骨折	73（70.9%）
钢板螺钉近端或远端（1 型）	19（26.0%）
钢板螺钉端（2 型）	42（57.5%）
钢板螺钉处（3 型）	12（16.4%）
髓内钉周围骨折	30（29.1%）
髓内钉近端或远端（1 型）	13（43.3%）
髓内钉端（2 型）	14（46.7%）
髓内钉处（3 型）	3（10.0%）

引自：Previous Implant Fractures: A New Descriptive Classification System, 2019, JOT。

六、股骨髓内钉的适应证

1. 长或旋转不稳的干部骨折。
2. 多段骨折。
3. 粉碎性骨折。
4. 骨折合并骨缺损。
5. 旋转不稳的近端或远端骨折。
6. 合并股骨颈的股骨干骨折（图 3-9）。

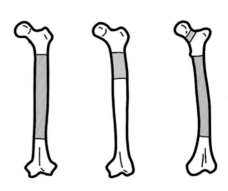

图 3-9　颜色部分显示股骨干骨折使用髓内钉的适应证

七、胫骨髓内钉的适应证

胫骨结节以下至踝关节上方 4 cm 以上的骨折，首选髓内钉（图 3-10 ）。

1. 闭合性骨折，尤其是多段和双侧胫骨干骨折。

2. Gustilo Ⅰ 、Ⅱ 、ⅢA 型开放性骨折。

3. "浮膝"损伤。

4. 骨不连。

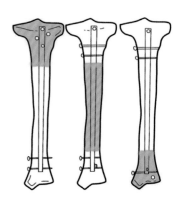

图 3-10　黄色阴影部分为胫骨干骨折使用髓内钉的适应证

八、开放性骨折的髓内钉治疗（图 3-11）

1. 对于伤后 6 h 内进行清创的 Gustilo Ⅰ、Ⅱ 型骨折可采用一期髓内钉固定。

2. 有文献报道对 Gustilo ⅢA、ⅢB 型骨折进行一期髓内钉固定治疗。

3. 对伤后 6~24 h 内清创的病例是否可以进行一期髓内钉固定治疗存在争议，不同医生有不同的选择。

4. 对伤后 24 h 以后进行清创的病例一般分期治疗，对 Gustilo ⅢC 型骨折一般分期治疗。

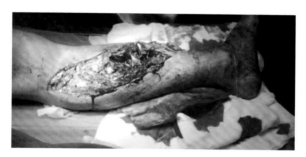

图 3-11　小腿开放性骨折

九、总结

下肢长骨干粉碎性骨折多为高能量损伤，开放性骨折多见。

用髓内钉处理粉碎性骨折，特别是对开放性骨折有优势。

髓内钉应用于临床 70 年来，在技术与器械两方面发展都十分迅猛，疗效提高，特别是对干骺端骨折的控制力显著增强。

对于下肢长骨干粉碎性骨折，笔者选择髓内钉治疗。

（作者：崔晓春、吴晓明；绘图：汤逸昕）

参考文献

[1] ROMMENS P M, Hessmann M H. Intramedullary Nailing: a Comprehensive Guide[M]. Belin: Springer, 2015.

[2] 林健 , 王秋根 , 黄建华 , 等 . 辅助钢板结合扩髓交锁髓内钉治疗胫骨中上段多段骨折 [J]. 北京大学学报 (医学版), 2013, 45(5): 717-722.

[3] 黄培镇 , 黄枫 , 周琦石 , 等 . 一期自制抗生素骨水泥涂层髓内钉治疗开放性胫腓骨骨折的疗效分析 [J]. 实用骨科杂志 , 2017 (11): 1041-1043.

[4] 熊文 , 陈明 , 郑琼 . Gamma 3 髓内钉固定结合自体髂骨植骨治疗粗隆间骨折骨不连 [J]. 中华解剖与临床杂志 , 2018, (2): 121-125.

[5] 王少林 , 谭祖键 , 周明全 , 等 . 解剖型锁定钢板固定治疗累及股骨干的转子间或转子下骨折 [J]. 中华骨科杂志 , 2012, 32(7): 626-630.

[6] 熊文 , 陈明 , 郑琼 . 加长 Gamma 3 钉结合钛缆固定治疗 Seinsheimer Ⅲ 型老年股骨转子下骨折 [J]. 中华创伤骨科杂志 , 2018(1): 33-37.

[7] 高伟 , 李夏 , 高堪达 , 等 . 经髌上入路锁定型胫骨髓内钉在胫骨干多节段骨折治疗中的应用 [J]. 中华创伤骨科杂志 , 2018(2): 167-171.

第四章

髓内钉手术中如何减少放射线照射

骨科手术的特点之一是手术时需要借助影像增强器来判断骨折的复位是否满意及内固定器材位置是否良好等情况。一次手术过程中往往需要透视数次，甚至会多达数十次、上百次。长时间、多次的透视对于手术室的医护人员而言，不仅会降低免疫力，增加血液病的发生风险，甚至有可能会导致癌症的发生。

骨科手术通常使用 C 臂机 X 线透视进行术中评估。由于 C 臂机无法同时监测多个平面的图像，因而需要多次调整 C 臂的位置，反复多角度透视，以监测螺钉植入过程，这无形中就增加了医患双方的 X 线暴露时间。因此，如何减少髓内钉手术中的放射线照射成为骨科医生最为关心的一个话题。

一、放射线相关的物理学知识

常用放射线照射单位及其换算：100 rem = 1 Gy = 1 Sv，100 mrem = 1 mGy = 1 mSv（= 1000 μSv）。

日常生活或特殊情况下遇到的照射有（图 4-1）：

1. 高海拔飞行过程中的宇宙射线　0.001 ~ 0.01 mSv/h。

2. 自然背景辐射　0.01 mSv/d。

3. 宇宙的辐射剂量　0.27 mSv/y。

4. 日常医疗照射　①胸片 X 线：0.1 mSv；②CT 头颅扫描：1.5 mSv；③CT 全身扫描：9.9 mSv；④CT 心脏血管造影：6.7 ~ 13 mSv。

5. 电离辐射事故导致放射病　500 ~ 1000 mSv。

6. 第二次世界大战原子弹受害者　500 ~ 1000 mSv。

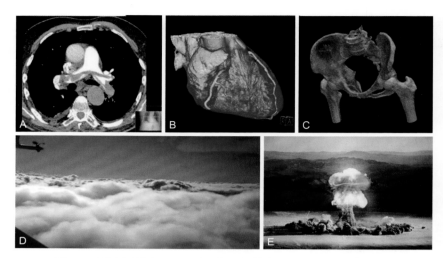

图 4-1　医疗辐射（A — C）、高空辐射（D）及原子弹辐射（E）

二、放射线与疾病的关系

射线对人体的损害是指 X 线所造成的电离辐射。电离辐射作用于机体可抑制免疫系统的功能，使机体的非特异性和特异性免疫功能受损。医务人员长时间受到超剂量限值的照射，达到一定累积剂量后，将引起造血功能的放射性损伤，甚至可引起白血病、皮肤癌等。眼睛长时间受到超剂量辐射时，会引起晶状体病变，发生辐射性白内障。长期低剂量电离辐射可引起医务人员染色体的畸形率升高。

C 臂机 X 线引发的临床症状：急性效应表现为皮肤发生红斑，以及骨髓、肺及消化道伤害。

一般人体器官对辐射接收量的临界值 / 年如下：甲状腺 300 mSv（300 000 μSv），眼睛 150 mSv（150 000 μSv），手 500 mSv（500 000 μSv）。

研究表明，即使是低剂量辐射暴露，长期受到辐射也会显著增加癌症的发生率。国际辐射防护委员会（International Commission on Radiological Protection，ICRP）认为，职业放射线照射连续 5 年、年平均有效剂量为 20 mSv，任何 1 年的有效剂量不大于 50 mSv，肯定会对人体健康产生损伤，而且人体所受的长期小剂量放射线照射，剂量可以累加而产生累积效应。

三、骨科手术与辐射的关系

人体不同部位检查的有效剂量各不相同：

1. 胸部、腹部和骨盆进行 CT 的平均有效剂量分别为 5.27 mSv、4.95 mSv 和 4.85 mSv。

2. 颈椎、胸椎和腰椎分别为 4.36 mSv、17.99 mSv 和 19.15 mSv。

3. 肩部 2.06 mSv 的有效剂量高于肘部 0.14 mSv 和手腕 0.03 mSv。

4. 髋关节扫描 3.09 mSv 的有效剂量明显高于膝部 0.16 mSv 和足踝 0.07 mSv。

有学者研究了医护人员在给患者做不同手术时各部位受到的不同辐射剂量（表 4-1）。由于眼睛、手和甲状腺往往防护不够或者无法防护，比如手术时手无法穿戴防护器具，故接受的电离辐射剂量较高。性腺部位由于穿戴防护铅衣，因此为 0。由此可看出手术时正规穿戴防护铅衣的重要性。

表 4-1 不同手术方式受到的平均辐射剂量（μSv, 1/1000 mSv）

	桡骨克氏针	髓内钉	腰椎内固定
眼	1.1	19.0	49.8
甲状腺	1.1	35.4	55.5
手	3.1	41.7	117.0
性腺	—	—	—

四、C 臂机的辐射

1. 射线照射到患者身体后发生的散射会对周围人群造成危害，并以下外侧射线量最大（图 4-2）。

2. 射线量与球管方向的关系

（1）球管位于下方，射线由下向上照射时人的头部处在射线量最小的F区（图4-3）。

（2）球管在上方，射线由上向下照射时人的头颈部处在辐射剂量最大的B、C区。此种情况应当避免（图4-4）。

3.C臂机呈30°投照时，头部颈部由E区进入D区，辐射剂量增加（图4-5）。

4.顺C臂机投照方向时，辐射剂量明显减少，最为安全（图4-6）。

5.X线球管的位置

（1）在球管一侧散射剂量更高。

（2）在透视过程中，操作者避免在X线球管一侧。

（3）操作者在球管一侧甲状腺接受的辐射剂量是影像增强器一侧的3～4倍。

（4）球管一侧躯干接受的辐射剂量为0.53 mSv/min，远高于影像增强器一侧的0.02 mSv/min（图4-7）。

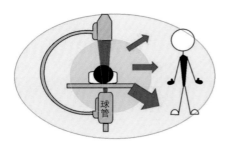

图 4-2   下外侧辐射剂量最大

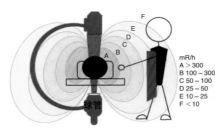

图 4-3   辐射剂量与球管方向的关系

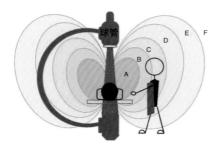

图 4-4   球管位置与辐射剂量

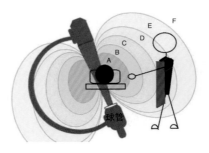

图 4-5   投射角度与辐射剂量

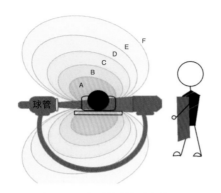

图 4-6　辐射剂量最小位置

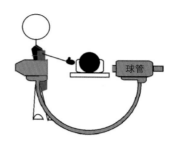

图 4-7　操作者在影像增强器一侧

五、在创伤手术中谁受到的辐射剂量最大？

有调查研究统计了某医院的外科医生和助手 3 个月内共做了 107 台手术接受的电离辐射剂量。主刀医生离射线距离总是 ＞90 cm，助手离射线距离大约是 10 cm。观察到防护衣外接受的电离辐射剂量为：外科医生 0.0375 mSv，助手 0.21 mSv。观察到防护衣里面接受的电离辐射剂量为：外科医生 0 mSv，助手 0.05 mSv。

从该调查研究可以看出，助手离放射源近，接受的电离辐射剂量大，且在防护衣里接受的电离辐射量明显比在防护衣外要小，因此，在手术时正规穿戴防护衣极为重要。

对患者来说，影响其接受电离辐射剂量的因素为体表厚度。体表厚度增加，则散射剂量增加。也就是说给肥胖患者做手术时，透视剂量要大，同样，散射剂量增加（散射剂量影响手术人员大）。给消瘦患者做手术时，透视剂量要小，同样散射剂量少（散射剂量影响手术人员小）。

对医护人员来说，接受散射剂量的情况与医护人员离放射源的距离和患者的胖瘦两个因素相关。离放射源越近，患者越胖，则医护人员接受的电离辐射就越大，反之就越小。

为了减少散射，患者应尽量靠近影像增强器一端，而尽量远离球管（图 4-8）。

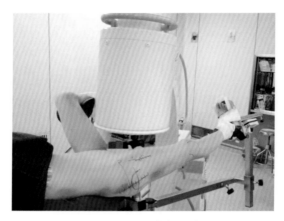

图 4-8　患者应尽量靠近影像增强器

特殊部位的电离辐射风险：

（1）手：由于做开刀手术，手部无法穿戴防护器具，因此，接受电离辐射风险大（图 4-9）。

（2）眼睛：可以穿戴防护铅眼镜，但对手术医生来说会影响手术视野，所以在临床工作中一般不愿意戴。因此，容易发生辐射性白内障（图 4-10）。

（3）甲状腺：85% 的甲状腺乳头状癌是电离辐射诱发的（图 4-11）。

（4）致癌剂量：100 mSv。在正规穿戴防护衣的同时一定要穿戴铅围领，避免甲状腺过多接受放射源照射。

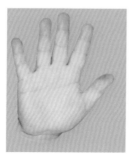

图 4-9　手受到辐射

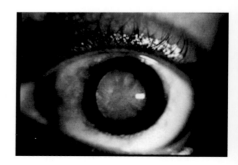

图 4-10　辐射性白内障

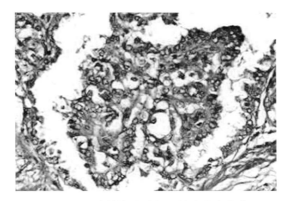

图 4-11 放射线导致的甲状腺乳头状癌

六、降低电离辐射剂量的技术与防护方法

1.配备激光定位灯，方便定位，减少射线照射 在 C 臂机透视前，先用激光定位（目前有的用 C 臂机配备激光定位灯），然后透视，这样可以减少透视次数。

2.脉冲采集 在采集图像时，要用脉冲键采集，这样接受的电离辐射剂量小。

3.根据患者的胖瘦增减辐射剂量，并根据不同的身体投照部位调整曝光剂量 在透视不同部位和胖瘦不同的患者时，可以调整辐射剂量。比如透视桡骨远端时，把剂量调小，可以减少电离辐射量，但需要专业人员调试和控制。在绝大多数手术室是靠 C 臂机自动调整，因此，医护人员无法自我控制接受电离辐射的剂量。

4.手术床及透视方法的改进 有条件的医院可购买碳素床。这类床在透视时能明显减少电离辐射剂量。另外，可以改变透视部位的遮挡物，尽量避开金属物遮挡，同样可以减少电离辐射剂量。

5.做好术前规划 做好严密的手术规划可以明显缩短手术时间和减少透视次数。有条件的医院可通过术前做三维打印或者虚拟手术规划等措施来达到精确复位、有序操作，从而缩短手术时间和减少辐射剂量。

6.使用 0.15 mm 铅当量的护目眼镜可衰减 70% 的电离辐射。使用甲状腺防护衣领可减少 2.5% 的电离辐射。铅衣可有效阻挡射线。

7.手术室必须配备前屏风、铅裙、铅手套及甲状腺保护衣领等（图4-12）。

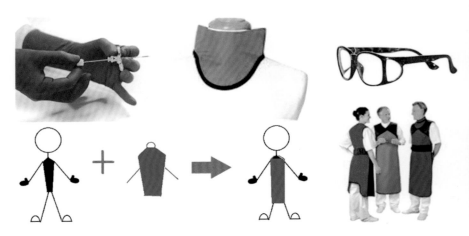

图 4-12　多种辐射防护用具

8.加强辐射防护知识的培训，提高医护人员的防护意识。

9.合理排班，减少医护人员过多的累积辐射剂量。

七、总结

有以下几种方法可降低手术中射线辐射剂量。

1.合理摆放 C 臂机的位置　①正位透视 X 线球管在患者的下方。②侧位透视：远离 X 线球管一侧，增加 X 线球管与患者的距离而缩短影像增强器与患者的距离。

2.不要过度使用放大功能并考虑散射射线。

3.医务人员应严格穿戴防护用具并与 C 臂机保持距离。

4.通过术前规划及合理的使用可以减少术中透视剂量。

（作者：查孝龙、吴晓明；绘图：汤逸昕）

参考文献

[1] 吴静, 茅金宝, 孔祥云, 等. 导航与普通透视对手术室医务人员放射量的对比分析 [J]. 医学影像学杂志, 2013, (10): 1631-1634.

[2] 赵万东, 王宁, 李成山. 骨科手术中碳纤维透视架的研制与临床应用 [J]. 临床骨科杂志, 2017, (1): 4-4.

[3] 廖志峰, 蒙剑德, 刘世峰, 等. 横"U"型骨科可透视 X 线手术床的研制与临床应用 [J]. 实用骨科杂志, 2012, (7): 653-655.

[4] 袁功武, 聂宇, 刘曦明, 等. 3D 打印技术辅助治疗与传统手术方法治疗复杂胫骨平台骨折的对比研究 [J]. 创伤外科杂志, 2018, (5): 324-328.

[5] HOFFLER C E, ILYAS A M. Fluoroscopic radiation exposure: are we protecting ourselves adequately[J]? J Bone & Joint Surg[Am], 2015, 97(9): 721.

[6] BISWAS D, BIBLE J E, BOHAN M, et al. Radiation exposure from musculoskeletal computerized tomographic scans[J]. J Bone & Joint Surg[Am], 2009, 91(8): 1882-1889.

[7] 王琪, 季萍. 手术中使用 C 型臂 X 射线的安全防护进展及护理对策 [J]. 全科护理, 2015, (27): 2699-2700, 2703.

第五章 髓内钉手术中的阻挡钉技术

一、概述

长骨干骨折通常可以通过髓内钉进行固定，但是直径较细的髓内钉难以通过"容积效应"对宽大的干骺端骨折移位进行有效复位和固定，特别是侧方移位，因而存在术后骨折畸形愈合的风险。阻挡钉技术是重要的髓内钉手术操作的辅助技术，借助阻挡钉技术可以纠正侧方移位和成角畸形，改善髓内钉固定后的力学轴线，具有较好的临床效果。

二、背景

阻挡钉（poller screw）技术的概念最早由 Krettek 等学者（1999）提出，又称为"blocking screw"（阻挡钉），目前仍有部分文献会采用 poller 钉来表示阻挡钉之意（图 5-1A）。阻挡钉技术是重要的髓内钉操作辅助手段，有助于骨折复位，增加髓内钉的机械稳定性（图 5-1B）。

三、机械力学特点

阻挡钉技术的工作原理为：髓内钉的钉尖和钉尾分别是骨折稳定的第一点和第二点，髓内钉阻挡技术通过增加额外第三点来增强内固定的稳定性（图 5-2、图 5-3）。特别是治疗累及髓腔宽大的干骺端骨折时，直径较细的髓内钉难以通过"容积效应"对较为宽大的干骺端骨折移位进行有效复位和固定，特别是侧方移位。有时需要多枚阻挡钉才能获得足够的内固定稳定性。

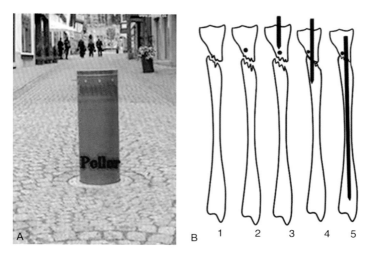

图 5-1　阻挡钉。A. 阻挡钉起源；B. 阻挡钉使用示意图。1. 骨折端移位，髓腔大；2. 植入阻挡钉；3. 插入髓内钉；4. 髓内钉达远端髓腔纠正移位；5. 完全插入髓内钉

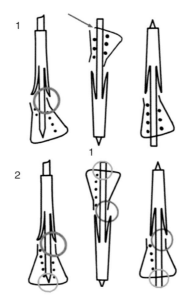

图 5-2　累及干骺端的长骨干骨折在髓内钉固定过程中可能发生复位不良。绿圈代表髓内钉钉尾和钉尖位于关节面中央位置（意味着髓内钉钉道处于理想的位置）。红圈代表邻近干骺端骨折复位不良。1. 髓内钉进钉点位置不佳（红箭头），导致髓内钉在髓腔内的位置不佳；2. 即使进钉点位置良好，但骨折复位不良或复位丢失仍有可能发生

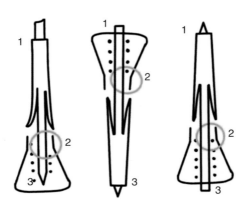

图 5-3　髓内钉固定结合阻挡钉，增加额外骨折稳定点，可以改善髓内钉复位和固定干骺端骨折的效果。1、2、3 分别代表髓内钉固定的 3 个稳定点

四、阻挡钉的安放位置

1. 先画出干骺端骨块长轴的轴线，再沿骨折线画出与之相交的第二条线，从而形成两个锐角、两个钝角（图 5-4）。

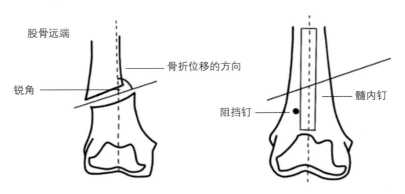

图 5-4　阻挡钉安放位置示意图

2. 阻挡钉应该安放在锐角、髓腔的最宽部分。

3. 距离骨折线 1 cm，距离骨干中轴线 6 ~ 7 mm。

4. Krettek 等介绍的髓内钉植入技术，是在骨折一侧植入 2 枚阻挡钉，以纠正无扩髓髓内钉植入后的成角移位，但是现代髓内钉均为扩髓的髓内钉，髓内钉与髓腔的匹配性较好，基本只需植入 1 枚阻挡钉即可（图 5-5）。

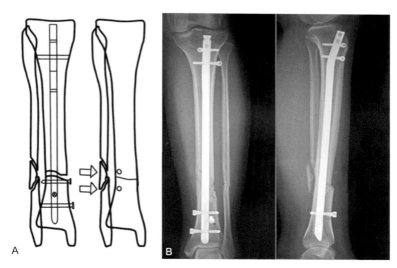

图 5-5 利用阻挡钉复位骨折移位。A.示意图；B.病例

五、阻挡钉的安放步骤

1. 画线并确定锐角侧。
2. 规划阻挡钉的安放位置。
3. 插入髓内钉的导针。
4. 透视下植入阻挡钉。
5. 插入髓内钉，利用阻挡钉提供的阻力复位。
6. 必要时可以在不同位置植入多枚阻挡钉。

六、临床应用

1. 通过在髓内钉后方放置由内向外的阻挡钉，纠正骨折前后方向的移位（图 5-6）。

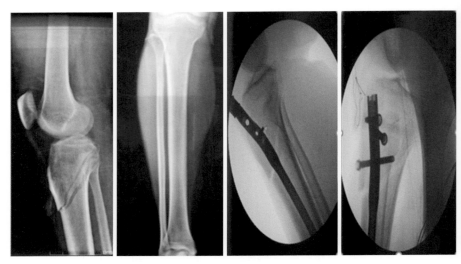

图 5-6　胫骨近端向前成角移位，应用阻挡钉

2. 在髓内钉的后侧放置阻挡钉，以增加骨折固定稳定性，并纠正前后方向移位（图 5-7）。

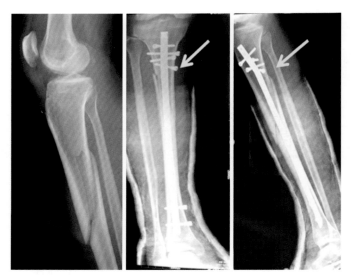

图 5-7　胫骨上段移位，应用阻挡钉

3. 放置在髓内钉内侧的前后向阻挡钉，以纠正骨折内外方向移位、成角（图 5-8 ）。

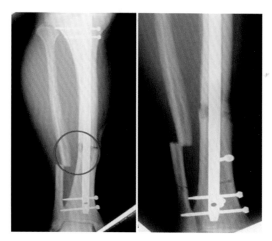

图 5-8　胫骨干内外方向成角移位，应用阻挡钉

4. 在胫骨远端植入导针后，骨折侧方移位，在导针内侧（成角凸侧、锐角处）、骨折线以远植入 1 枚阻挡钉。插入髓内钉后，侧方移位得到纠正（图 5-9 ）。

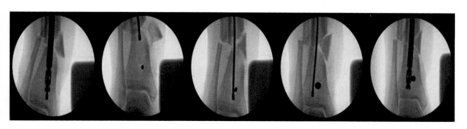

图 5-9　胫骨远端成角移位，应用阻挡钉

七、手术技术

阻挡钉可以在扩髓前植入，也可以在插入髓内钉后发现骨折复位不佳后再插入，临床上以后者较为多见。当在手术过程中发现插入髓内钉

骨折复位不佳时，可以先拔出髓内钉，将髓内钉导针仍留在髓腔内。确定植入阻挡钉的位置后，行 X 线检查，在除外隐匿性骨折后植入阻挡钉。阻挡钉植入的位置为：成角移位骨折，在骨皮质成角的凹侧；侧方移位的骨折，在骨折线与髓腔夹角的锐角侧。

八、总结

阻挡钉技术可以作为髓内钉复位的辅助技术，具有以下作用：①能够有效解决髓内钉在治疗不稳定骨折复位过程中产生的骨折端成角移位及髓内钉偏心放置等难题，改善骨折复位的质量，降低畸形愈合，特别是成角畸形。②扩大髓内钉的应用范围，特别是在治疗干骺端骨折中。③提高骨折端固定的稳定性，减少无效骨痂的形成，降低髓内钉断钉的发生率。④在治疗干骺端等髓腔宽大的骨折时，若预先把阻挡钉植入髓腔内，能减少髓腔的横径，使髓内钉与骨皮质的接触更紧密，对干骺端骨折的控制力也相应增强，从而达到提高复位质量和增加固定强度的作用。

（作者：查孝龙、吴晓明；绘图：汤逸昕）

参考文献

[1] KRETTEK C, STEPAH C, SCHANDELMAIER P, et al. The use of Poller screws as blocking screws in stabilising tibial fractures treated with small diameter intramedullary nails[J]. J Bone Joint Surg Br, 1999, 81(6): 963-968.

[2] KRETTEK C, MICLAU T, SCHANDELMAIER P, et al. The mechanical effect of blocking screws (Poller screws) in stabilizing tibia fractures with short proximal or distal fragments after insertion of small diameter intramedullary nails[J]. J Orthop Trauma, 1999, 13(8): 550-553.

[3] RICCI W, O'BOYLE M, BORRELLI, JC, et al. Fractures of the proximal third of the tibial shaft treated with intramedullary nails and blocking screws[J]. J Orthop Trauma, 2001, 15(4): 264-270.

[4] 傅慧超 , 汪方 , 王秋根 , 等 . 肱骨髓内钉远端瞄准定位系统的应用 [J]. 中华骨科杂志 , 2018, (5): 307-314.

第六章 髓内钉远端锁定的方法

一、背景

交锁髓内钉已经成为治疗长骨干骨折的金标准。应用髓内钉进行股骨或胫骨骨干骨折内固定时，股骨优良率接近98%，胫骨优良率超过90%。交锁髓内钉通过多平面、多方向的远端交锁固定，能提高髓内钉的抗扭力和抗轴向压缩力，降低髓内钉治疗骨干骨折畸形愈合和骨不连的发生率。但是由于缺乏可靠的远端瞄准定位器，所以完成远端螺钉与髓内钉之间的交锁固定时需要在影像增强器的辅助下进行。该步骤对手术技术要求高，且需要术者长时间暴露于X线辐射下。为了更准确地植入远端锁定螺钉，影像增强器引导下置钉、计算机导航下置钉及机械式瞄准器下置钉等方法被开发并用于临床。尽管这些辅助技术可以在一定程度上帮助术者实施远端锁定，但是其准确性和实用性尚待完善。在做髓内钉手术时，熟练地掌握透视下"徒手定位置钉法"（徒手法，free-hand）交锁固定技术仍然是一项必备的技能。

二、几种髓内钉远端锁定的方法

1.透视下徒手定位置钉法　　透视下徒手定位置钉法是临床上被运用较多的方法。这一方法依赖术中影像增强器（C臂机）和术者的经验，具有手术时间长、医患双方承受高剂量电离辐射风险等缺陷，是手术过程中容易发生手术并发症的环节。临床上经常使用的"完美圆孔"（perfect circle）技术可能会非常耗时。这一技术最为棘手的地方是需要在透视下可见一个较为完整的圆孔。远端锁定的成功与否依赖术者头脑中的空间三维概念和徒手操作经验。

欧美常规远端交锁技术是采用"徒手法"。在中国更多的是借助髓内钉附带的机械式瞄准器进行髓内钉远端交锁螺钉固定，但准确性较差。所以在做髓内钉手术时，掌握"徒手法技术"进行远端交锁螺钉固定很重要（图6-1）。

徒手髓内钉远端锁定步骤方法——"完美圆孔"技术见图6-2。

标准徒手法最受诟病的缺陷是医患双方术中需用C臂机透视，射线暴露量较大（图6-3）。

2.机械式框架瞄准器下置钉法

（1）设备：借助髓内钉近端附带的连接杆，连接于体外远端交锁螺钉孔处，确定交锁螺钉所处的平面。其精确定位的前提是髓内钉在插入髓腔时没有发生变形。

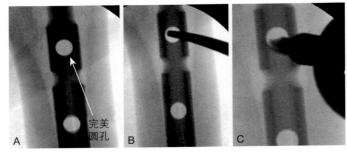

图 6-1　徒手置钉法。A.透视锁钉孔呈完美圆孔；B.体外止血钳标记；C.经皮枪钻钻孔

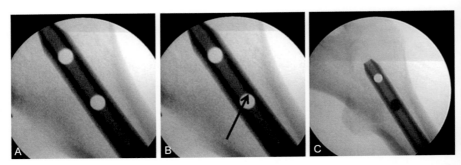

图 6-2　"完美圆孔"置钉法。A.透视锁钉孔呈完美圆孔；B.标记所需固定孔；C.钻孔打入锁钉

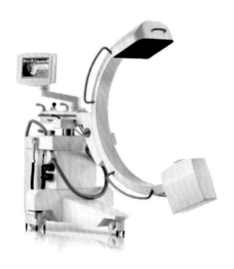

图 6-3　C 臂机

（2）操作过程：放置定位杆时必须在患肢远端前方做额外切口，穿透一层骨皮质，紧压髓内钉，才能确保准确的锁定平面。然而，髓内钉在插入髓腔过程中容易发生变形。另外，远端定位杆的准确安装经常受远端骨皮质缺损的影响。

定位杆安装的过程对患者而言是一种额外损伤。远端锁定过程仍需要不断地通过术中透视来引导和确认（图 6-4）。

（3）缺陷：框架搭建过程繁琐、费时，准确率偏低。

导致远端瞄准失败的原因有以下几点：①框架搭建时发生任意一个环节松动；②顶棒未能正确顶住主钉；③主钉在插入过程中受力变形。

3. 计算机辅助远端锁定　1990 年枢法模公司推出了全球第一台针对骨科的光学手术导航系统 Stealth Station ION。该系统已通过 FDA 认证并投入临床使用。ION 手术导航系统可使交锁髓内钉治疗长骨干骨折的操作简单方便。

（1）工作原理：将参考架固定于患者骨折肢体的表面，术前扫描侧位和前后位图像。手术过程中系统跟踪手术器械和髓内钉，并将其位置在多幅影像上实时更新显示。只需在锁钉孔图像上将钻套头端和尾端重叠在两端的锁钉孔即可确认，根据两端锁钉孔的位置准确植入锁钉（图 6-5）。

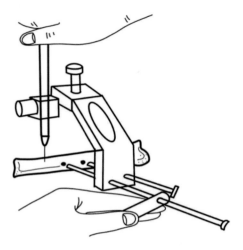

图 6-4　框架瞄准器置钉法

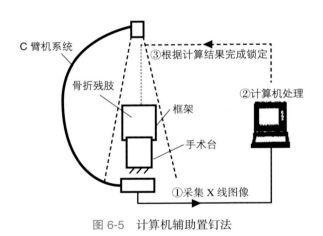

图 6-5　计算机辅助置钉法

（2）优点：可提高髓内钉和螺钉交锁固定的准确率，减少射线暴露时间。

（3）缺点：①价格昂贵；②准确率严重依赖采集图像的质量，在临床应用时，骨折线的位置及解剖变异都影响其准确性；③软件系统复杂，系统设置费时。总体而言，在创伤手术中使用性价比低。

4. 电磁实时导航远端螺钉定位瞄准系统 以电磁实时导航技术（electromagnetic field real-time system, EFRTS）为原理的髓内钉远端瞄准定位系统（trigen sureshot distal targeting system，Smith & Nephew, Inc., Memphis, TN, USA）已被应用于胫骨和股骨髓内钉手术。临床研究发现，与传统的"徒手置钉法"相比，基于电磁导航工作原理的远端交锁螺钉定位技术简化了手术操作，准确性高，并且可以完全避免电离辐射对医患双方的损伤。

（1）工作原理：中空圆盘形状的电磁信号发生器（瞄准器）与钻头套筒连接，钻头经圆盘中间孔钻孔。位于髓内钉内的电磁探针一旦探测到电磁信号发生器发出的电磁信号，即借助计算机对接收的信号进行处理，在显示屏上可以显示出反映髓内钉主钉、远端交锁螺钉孔和钻头三者之间立体空间关系的实时模拟图像，对钻孔的位置提供连续、实时的动态反馈，保证钻孔的方向和角度的准确性。

根据计算机显示屏的实时模拟图像提示，调整圆盘瞄准器、钻头和远端交锁孔三者之间的关系，互相重叠呈同心正圆，圆圈中点重叠成一条直线，钻头即可准确地通过远端交锁螺钉孔。当 2 枚远端锁定螺钉都完成植入后，可在 C 臂机的透视下验证远端锁定螺钉植入的准确性（图 6-6）。

在操作过程中注意不要折弯电磁探针，并清除周围所有可能干扰电磁信号接收的金属物品。

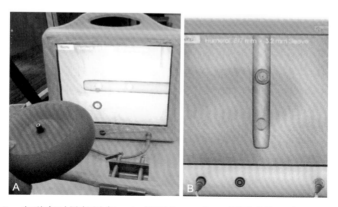

图 6-6 电磁实时导航设备。A. 使用中；B. 红、绿圈重叠，表示瞄准完成

（2）操作步骤：①连接圆盘瞄准器以及视屏显示器，不断调整圆盘瞄准器，使视屏显示器出现三个圆圈或者圆点显示为同心正圆；②这时钻头即可准确地通过锁钉孔，并可顺利准确地植入该远端锁定螺钉。

（3）优点：SURESHOT™ 远端锁定螺钉孔定位技术在髓内钉手术中具有下列优势：①成功率高。SURESHOT 髓内钉远端瞄准定位系统以电磁实时导航技术为工作原理，只要按照要求安装正确，周围没有强大磁场的干扰，设定好髓内钉的参数，根据实时模拟图像调整转头和钉孔的位置及方向，一次钻孔交锁固定的准确率高；②同常规的"徒手法"技术比较，应用 SURESHOT™ 远端瞄准定位在植入螺钉过程中不需要透视，可以明显减少电离辐射的暴露时间，减少患者和手术团队接受射线的辐射剂量，减少手术操作过程中医患双方的医源性损伤；③节省远端交锁固定的操作时间，减少术中出血量以及降低相关并发症的发生率；④不影响术中常规的透视操作和其他手术步骤。

（4）系统操作要点：①充分熟悉各部件的工作原理，掌握规范操作步骤；②首先连接交锁髓内钉和髓内钉的瞄准定位装置，在体外检验其瞄准器的准确性，以减少器械本身所引起的误差，然后锁紧各连接关节，防止松动而影响准确性；③连接电磁信号发生器至髓内钉，设定选择的髓内钉的参数；④远端锁定时，可先分离切口周围的软组织，使瞄准器尖端紧贴骨皮质，然后根据显示器对钻孔的位置提供连续、实时的动态图像进行调整。获取"同心正圆"准确定位后，尽量维持瞄准器的稳定性，并根据显示器上的动态图像进行轻微调整。可以由一位助手负责扶稳盘状瞄准器，减少瞄准器在交锁过程中的晃动，以免影响准确定位。

5.网格法远端瞄准技术　这个方法是由上海市第一人民医院创伤骨科王秋根教授发明的，简单方便。

网格的厚度仅为 1 mm（图6-7），可随意折弯塑形。网格的大小可以通过刀片头及锁钉尾帽。首先使用 3M 贴膜将网格固定（图6-8），在 C 臂机下定位（图6-9），透视下确认无误后进行远端螺钉锁定（图6-10）。

三、总结

1.髓内钉的远端锁定是整个手术过程中耗时和接受电离辐射最多的环节。

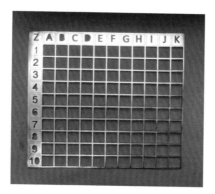

图 6-7 定位网格

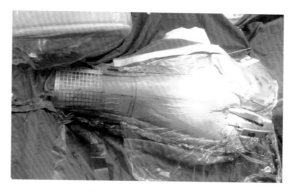

图 6-8 术中网格放置

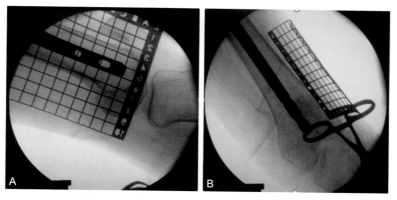

图 6-9 C 臂机下网格定位。A. 侧位；B. 正位

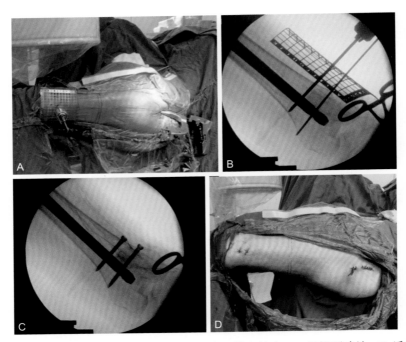

图 6-10　网格法定位操作。A.根据网格定位，钻入钻头；B.透视下确认；C.透视下螺钉位置；D.微创切口

2.远端交锁固定的金标准　"徒手法"是创伤骨科医生必须掌握的基本技能。

3.评判远端锁定方法改进是否有效的参考指标　减少操作的复杂性，提高远端交锁的准确率，缩短远端交锁过程的操作时间，并避免电离辐射。

4.借助电磁导航的实时远端瞄准定位系统具有价廉、无电离辐射损伤、快速准确的优点，应用前景广阔。

5.远端锁定系统没有最好，只有更好。

（作者：翁思阳、吴晓明；绘图：汤逸昕）

参考文献

[1] WHATLING G M1, NOKES L D. Literature review of current techniques for the insertion of distal screws into intramedullary locking nails[J]. Injury, 2006, 37(2): 109-119.

[2] BLUM J, Kragul G, Sternstein W, et al. Bending and torsional stiffness in cadaver humeri fixed with self-locking expandable or interlocking nail system: a mechanical study[J]. Orthop Trauma, 2005, 19(8): 535-542.

[3] 傅慧超, 汪方, 王秋根, 等. 肱骨髓内钉远端瞄准定位系统的应用[J]. 中华骨科杂志, 2018, (5): 307-314.

[4] 陈小伟, 任少君, 季必池, 等. 阻挡钉的原理和临床应用[J]. 河北医科大学学报, 2012, (3): 318-320.

[5] 张华良, 靳云乔, 何海潮. 磁力导航与机械导航交锁髓内钉远端锁定准确性比较[J]. 河北医科大学学报, 2016, 37(11): 1359-1361.

[6] 柯铁, 林昊, 蔡鸿儒, 等. 阻挡钉技术治疗股骨交锁髓内钉术后肥大性骨不连[J]. 中华创伤杂志, 2017, 33(4): 344-348.

[7] 孙文建, 沈国蔚, 杨永江, 等. 超远端髓内钉结合阻挡螺钉治疗胫骨远端骨折[J]. 中华创伤杂志, 2014, 30(6): 537-540.

[8] 王建东, 朱力波, 王秋根, 等. 阻挡钉技术在胫骨干骺端骨折髓内钉治疗中的应用[J]. 中华骨科杂志, 2009, 29(2): 168-169.

[9] 王彦军, 苏立新, 高兆宾. 阻挡螺钉在交锁髓内钉治疗胫骨下段骨折中的应用[J]. 中华创伤骨科杂志, 2009, 11(8): 786-788.

第二篇

肱　骨

第七章

肱骨近端骨折的髓内钉治疗

一、概述

肱骨近端指肱骨顶端至胸大肌上缘或自肱骨大结节外侧缘至肱骨头内缘长度为边长，做肱骨近端正方形所及的范围（图 7-1）。

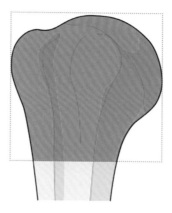

图 7-1　肱骨近端范围

二、肱骨骨折的 Neer 分型

Neer 依据肱骨骨折 4 个区域的完整性和骨折块移位的程度将肱骨近端骨折分为 6 种类型（图 7-2）：

Ⅰ型：极小移位；

Ⅱ型：解剖颈骨折移位；

Ⅲ型：外科颈骨折移位；

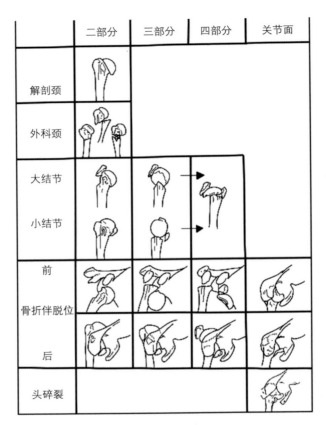

图 7-2　Neer 分型

Ⅳ型：肱骨大结节骨折移位；

Ⅴ型：肱骨小结节骨折移位；

Ⅵ型：骨折脱位。

骨折移位的诊断标准为：骨折断端成角 >45°，或者骨折块分离超过 1 cm。按受累的骨折块数目，将骨折分为一、二、三、四部分骨折。

三、髓内钉治疗的适应证

　　髓内钉治疗的适应证为 Neer 分型二部分肱骨近端外科颈骨折，三部分肱骨近端骨折需要结合缝线技术（图 7-3）。

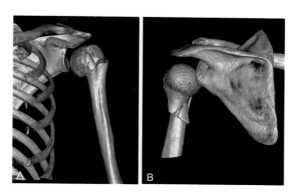

图 7-3　肱骨外科颈骨折三维 CT

四、髓内钉治疗的禁忌证

　　肱骨头劈裂性骨折，特别警惕身高低于 155 cm 的女性。这类患者存在肱骨干短、髓腔狭窄和畸形（图 7-4）。

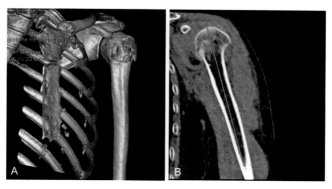

图 7-4　CT 显示肱骨干短，髓腔狭窄

五、手术要点（视频 1）

1. 体位　取沙滩椅位（图 7-5）。

2. 手术步骤

（1）第一步：开口。经三角肌入路。解剖标志为肩峰外侧角、肩锁关节和喙突（图 7-6）。此切口注意避免腋神经损伤。

（2）第二步：复位。闭合复位肱骨头，克氏针撬拨（图 7-7）。

（3）第三步：克氏针临时固定并打入导针（图 7-8）。

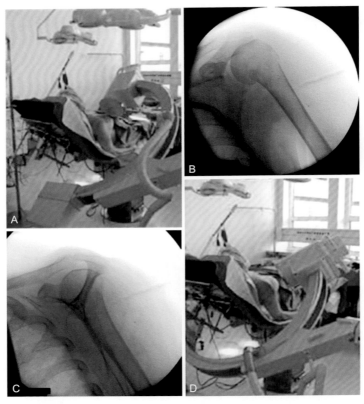

图 7-5　术中体位与透视方法。A. 正位透视方法；B. 正位透视所见；C. 侧位透视方法；D. 侧位透视所见

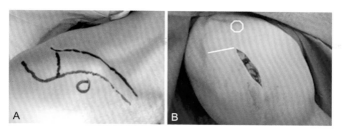

图 7-6　解剖标志（A）和切口（B）

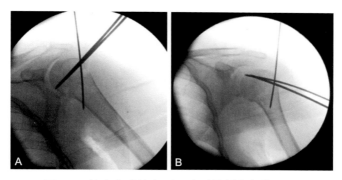

图 7-7　植入克氏针（A），克氏针撬拨复位（B）

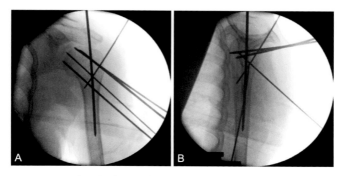

图 7-8　克氏针临时固定并打入导针。A. 正位；B. 侧位

注意：理想进钉点，正位片中位于肱骨头和大结节交界点内 1 cm 左右。侧位片中位于肱骨头中央，肱骨干骺端中轴线。

（4）第四步：扩髓（图 7-9）。

（5）第五步：插入髓内钉（图 7-10）。

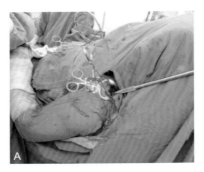
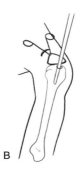

图 7-9　扩髓。A. 术中照片；B. 示意图

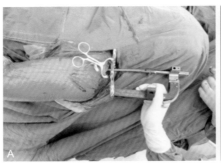
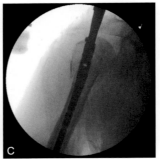
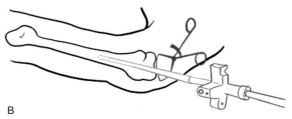

图 7-10　插入髓内钉。A. 术中照片；B. 示意图；C. 术中透视确定位置

（6）第六步：远端锁定（图7-11）。

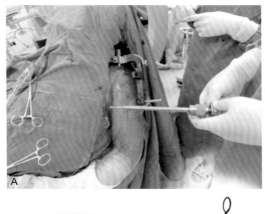

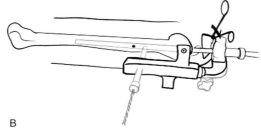

图7-11　远端锁定。A.术中照片；B.示意图

（7）第七步：近端锁定。可结合缝线技术对肱骨结节骨折固定（图7-12）。

（8）第八步：终端帽固定（图7-13）。

（9）第九步：行影像学检查，伤口闭合（图7-14）。

六、注意事项

1.二部分（内翻型）骨折为最佳适应证。

2.三部分、四部分骨折手术难度大，有一定的学习曲线。

3.复位技巧非常重要。

4.选择正确的进钉点。

5.保护肩袖。

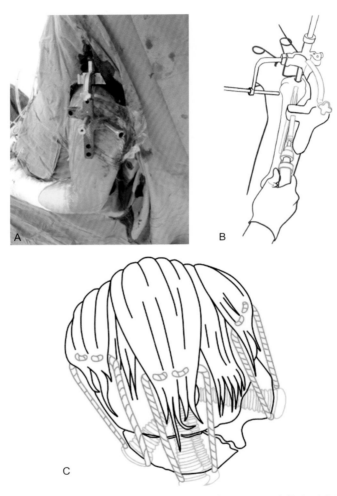

图 7-12　近端锁定。A. 术中照片；B. 示意图；C. 缝线技术示意图

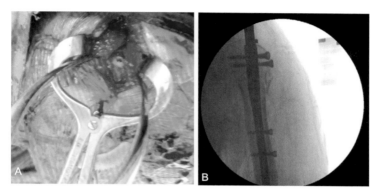

图 7-13 终端帽固定。A. 术中照片；B. 术中透视所见

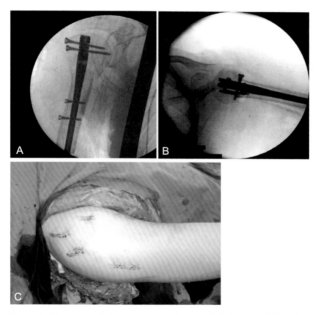

图 7-14 影像学检查。A. 术中正位透视所见；B. 术中侧位透视所见；C. 伤口闭合

七、肱骨近端骨折髓内钉治疗的并发症

1.肱骨近端骨折治疗的三大难题　①骨质疏松骨折难以固定；②粉碎性骨折难以重建；③肱骨头创伤后坏死难以避免。

2.髓内钉治疗肱骨近端骨折过程中并发症成因分析　复位不良与开口位置不良有关。

三大易发因素：缺乏经验，闭合复位技术欠缺，移位较大的肱骨外科颈骨折。

谨记王秋根教授髓内钉操作三大纪律：不复位，不开口，不插钉。即如没有良好的骨折端复位，不插导针；如果导针位置不正确，不进行髓腔开口；如果开口位置不良，不扩髓、不插钉。

（1）内翻位插钉，内翻畸形未矫正，进钉点偏外（图 7-15）。

问题 1：类似于曲钉从肩袖腱性进入造成肩袖刺激，出现术后疼痛、无力（图 7-16）。

问题 2：固定强度改变，骨折延迟愈合（图 7-17）。

对策：纠正内翻畸形，寻找正确开口点（图 7-18）。

（2）外翻位插钉

问题：外翻畸形，妨碍大结节复位，内侧距复位不良（图 7-19）。

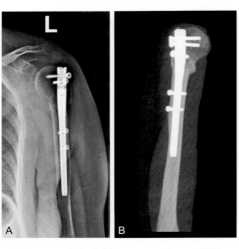

图 7-15　内翻未矫正。A.正位；B.侧位

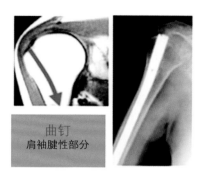

图 7-16 曲钉进钉点

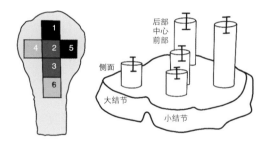

图 7-17 肱骨近端骨量示意图

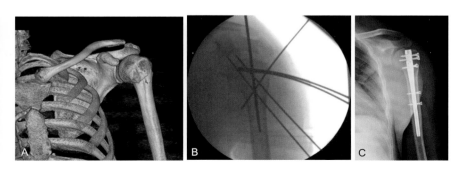

图 7-18 纠正内翻畸形。A. 术前骨折情况；B. 术中撬拨复位，插导针；C. 术后位置佳

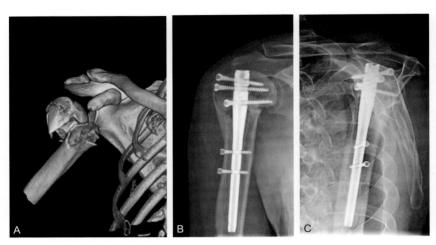

图 7-19　外翻畸形，妨碍大结节复位，内侧距复位不良。A. 术前；B. 术后正位；
C. 术后侧位

对策：先矫正肱骨头外翻畸形，再复位大结节（图 7-20）。

（3）髓内钉位置不佳：最佳位置为髓内钉主钉位于肱骨头中央，肱骨头和大结节交界点内侧 1 cm，软骨下骨 1 cm 之内。

①髓内钉过浅：钉尾突出，肩峰撞击，刺激冈上肌，前后向螺钉打偏，刺激肱二头肌腱（图 7-21）。

②髓内钉过深：失去第五固定点作用，有潜在的腋神经损伤风险（图 7-22）。

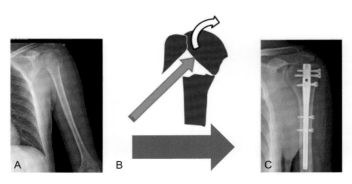

图 7-20　外翻骨折复位固定方法。A. 外翻骨折正位；B. 撬拨复位；C. 术后正位

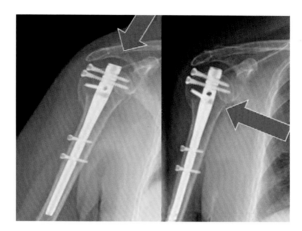

图 7-21　髓内钉过浅

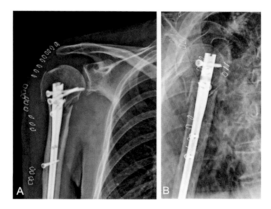

图 7-22　髓内钉过深。A. 正位；B. 侧位

　　③髓内钉偏外：肩袖损伤，加剧大结节骨折移位（图 7-23）。

　　对策：术中标准正位 + "Y"位透视（图 7-24）。

　　（4）髓内钉和解剖匹配性：基于欧美解剖数据设计的髓内钉长度和直径与国人的肱骨不匹配（图 7-25）。

　　①直径最细的 7.0 mm 髓内钉插入困难。

　　②长度 160 mm 的肱骨短钉类似肱骨长钉。

　　③由外向内远端交锁容易损伤桡神经。

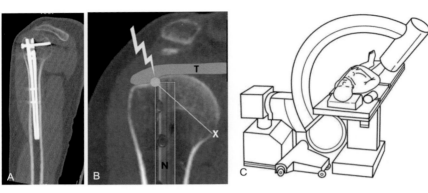

图 7-23　髓内钉偏外。A.透视；B.正确的髓内钉位置；C.侧位透视

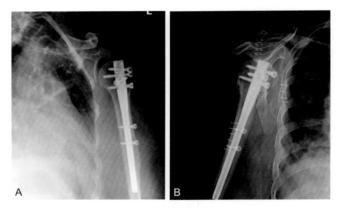

图 7-24　术后 X 线片。A.正位；B.侧位

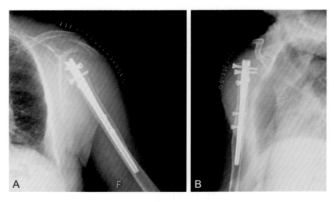

图 7-25　欧美设计的髓内钉长度和直径与（国人）肱骨不匹配。A.侧位；B.正位

经验是：当患者身高低于 155 cm 时，必须对侧摄片或 CT 测量。当患者身高低于 150 cm 时，髓腔较细，钢板更为安全（图 7-26）。

（5）手术适应证选择：掌握适应证，不要挑战极限（图 7-27）。

3. 总结

（1）肱骨近端骨折的髓骨钉治疗，需严格掌握手术适应证。

（2）注意手术方法的正确选择。

（3）术中骨折复位质量是基础。

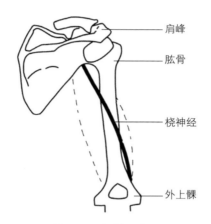

图 7-26　解剖示意图

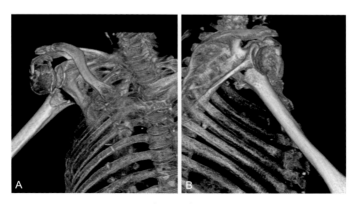

图 7-27　肱骨近端骨折三维 CT

（4）术中注意操作规范，包括主钉的深度、螺钉的方向和长度。

（作者：孔德超、吴晓明；绘图：汤逸昕）

参考文献

[1] 吴晓明，吴剑宏，王秋根. 肱骨近端骨折髓内钉治疗的老概念与新方法——第三代肱骨近端髓内钉的设计理念和临床实践 [J]. 中华创伤骨科杂志, 2015, 17(10): 915-920.

[2] STEFAAN JB, NIJS MD, MARK MD, et al. Proximal humerus fractures: intramedullary nailing[J]. Tech Orthop, 2013, 28: 319-323.

[3] COURT-BROWN CM, GARG A, MCQUEEN M M. The translated two-part fracture of the proximal humerus. Epidemiology and outcome in the older patient [J]. J Bone Joint Surg, 2001, 83(6): 799-804.

[4] ZHU Y, LU Y, SHEN J, et al. Locking intramedullary nails and locking plates in the treatment of two-part proximal humeral surgical neck fractures: a prospective randomized trial with a minimum of three years of follow-up [J]. J Bone Joint Surg [Am], 2011, 93(2): 159-168.

[5] BOUDARD G, POMARES G, MILIN L, et al. Locking plate fixation versus antegrade nailing of 3- and 4-part proximal humerus fractures in patients without osteoporosis. Comparative retrospective study of 63 cases [J]. Orthop Traumatol Surg Res, 2014, 100(8): 917-924.

[6] KONRAD G, AUDIGÉ L, LAMBERT S, et al. Similar outcomes for nail versus plate fixation of three-part proximal humeral fractures[J]. Clin Orthop Relat Res, 2012, 470(2): 602- 609.

[7] 吴晓明. 肱骨近端骨折髓内钉治疗——浅谈并发症形成原因及对策 [J]. 中华肩肘外科电子杂志, 2017, 5(3): 238-238.

[8] TINGART M J, BOUXSEIN M L, ZURAKOWSKI D, et al. Three dimensional distribution of bone density in the proximal humerus[J]. Calcif Tissue Int, 2003, 73(6): 531-536.

[9] MITTLMEIER T W, STEDTFELD H W, EWERT A, et al. Stabilization of proximal humeral fractures with an angular and sliding stable antegrade locking nail(Targon PH) [J]. J Bone Joint Surg [Am], 2003, 85 (4): 136-146.

[10] BALTOV A, MIHAIL R, DIAN E. Complications after interlocking intramedullary nailing of humeral shaft fractures[J]. Injury, 2014, 45(1): S9-S15.

第八章

肱骨干骨折的髓内钉治疗

一、概述

肱骨干指肱骨胸大肌上缘至肱骨鹰嘴窝上 2 cm，除外肱骨干骺端（从肱骨头最高点或肘关节内外侧髁的最下缘，以肱骨干骺端最大横径为标准向肱骨干延伸的正方形范围）（图 8-1）。

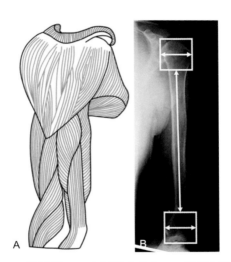

图 8-1　肱骨干。A.上臂肌肉分布；B.肱骨解剖范围

二、骨折的 AO 分型（图 8-2）

12A：简单骨折，又可分为 A1 型螺旋形骨折、A2 型斜行骨折（大于等于 30°）、A3 型横行骨折（小于 30°）；按上段、中段、远段，又分为 1—

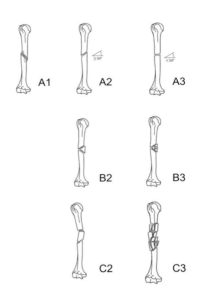

图 8-2　肱骨干骨折 AO 分型

3 亚型。

　　12B：楔形骨折。B2 型为完整楔形，B3 型为楔形多块；按上段、中段、远段，又分为 1—3 亚型。

　　12C：多段骨折，又可分为 C2 型完整多段，C3 型多段粉碎；按近侧干骺端、骨干、远侧干骺端，又分为 1—3 亚型。

三、髓内钉治疗的适应证

　　1. 绝对适应证　开放性骨折，浮肩或浮肘，伴血管或神经损伤，多发骨折的一部分。

　　2. 相对适应证　节段性肱骨干骨折，横行骨折，肥胖，病理性骨折，保守治疗失败。

四、髓内钉治疗的禁忌证

1. 髓腔狭窄，特别是身高低于155 cm者。
2. 肱骨有干畸形。
3. 肱骨远端骨折，髓内钉远端螺钉难以有效固定者。
4. 手术区域存在不能控制的感染。

五、手术要点（视频2）

1. 体位　沙滩椅位，患肢置于手术床旁外可透视（图8-3）。

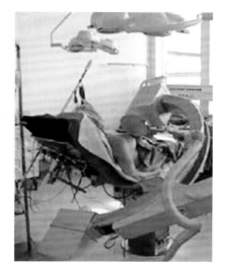

图8-3　术中体位

2. 手术步骤

（1）第一步：开口。

正确的开口点：将肩关节后伸内收，暴露肱骨头顶点软骨面（图8-4A）。

注意：①正位片：肱骨头与大结节交界点内0.5 cm左右（图8-4B）；

②侧位片：肱骨头中央，肱骨干骺端中轴线（图 8-4C）；③关节内进针，经冈上肌肌性部分，无须顾虑肩袖损伤。

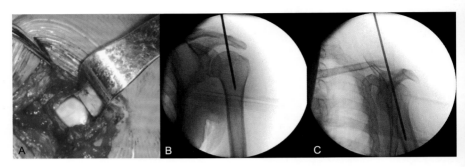

图 8-4　开口点。A.暴露肱骨头顶点软骨面；B.正位透视所见；C.侧位透视所见

（2）第二步：闭合复位，插入导针（图 8-5）。

（3）第三步：扩髓（图 8-6）。

注意：①通过导针扩髓，轻柔地逐次递增扩髓；②过度及过快扩髓可能会造成髓内血管的过度损伤、扩髓时的热效应加剧及桡神经损伤；③反复扩髓加重肩袖损伤。

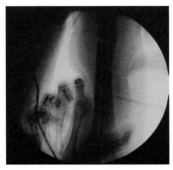

图 8-5　闭合复位，插入导针

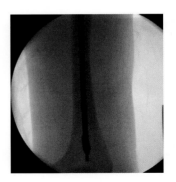

图 8-6　扩髓

（4）第四步：植入髓内钉（图8-7）。

注意：①通过导针植入髓内钉，选择合适的髓内钉（细钉比粗钉好）；②长度：髓内钉尾端位于肱骨头软骨面下0.5～1 cm，髓内钉头端位于肱骨髁间窝上3～4 cm；③直径：正位片看肱骨干峡部间隙大小，侧位片看髓内钉头是否达到肱骨髓腔远端位置。

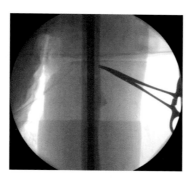

图8-7　植入髓内钉

（5）第五步：远端锁定。在Sure-shot（施乐辉肱骨髓内钉产品）引导下远端交锁（图8-8）。

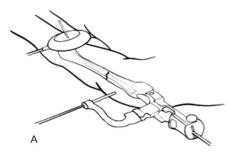
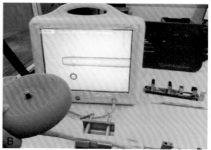

图8-8　在Sure-shot引导下远端交锁。A.示意图；B.Sure-shot设备

注意：远端交锁后可适当回敲，以消除骨折断端分离，避免骨不连（图 8-9）。

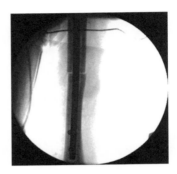

图 8-9　术中透视

（6）第六步：近端锁定（图 8-10）。

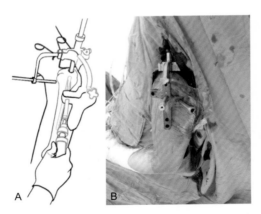

图 8-10　植入髓内钉。A.示意图；B.术中照片

　　注意：①避免重要的神经、血管及肌腱损伤（图 8-11、图 8-12）；
②髓内钉的钉尾不能高出肱骨头（图 8-13）。

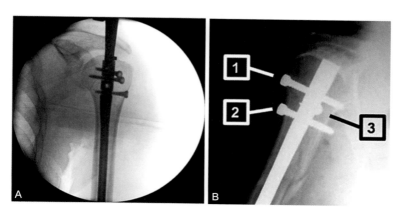

图 8-11　术中透视，螺钉 1 可能会损伤旋肱动脉，螺钉 2 可能会损伤腋神经，螺钉 3
可能会损伤肱二头肌长头肌腱

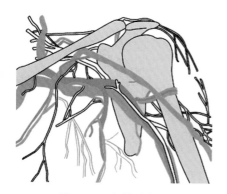

图 8-12　血管示意图

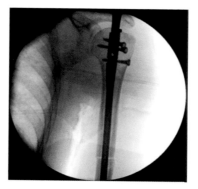

图 8-13　髓内钉的钉尾不能高出肱骨头

（7）第七步：行影像学检查，伤口闭合（图 8-14）。

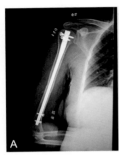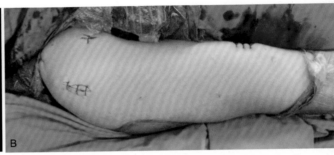

图 8-14   影像学检查（A）和切口闭合情况（B）

（作者：孔德超、吴晓明；绘图：汤逸昕）

参考文献

[1] 高堪达，吴腾飞，王秋根，等 . 计算机辅助下电磁场实时系统引导胫骨髓内钉远端交锁——介绍一种新型髓内钉远端瞄准定位系统 [J]. 国际骨科学杂志，2015，36(5): 327-329.

[2] 傅慧超，汪方，王秋根，等 . 肱骨髓内钉远端瞄准定位系统的应用 [J]. 中华骨科杂志，2018，38(5): 307-314.

[3] CARROLL E A, SCHWEPPE M, LANGFITT M, et al. Management of humeral shaft fractures[J]. J Am Acad Orthop Surg, 2012, 20(7): 423–433.

[4] ANTONINI G, STUFLESSER W, CRIPPA C, et al. A distal lock electromagnetic targeting device for intramedullary nailing: suggestions and clinical experience[J]. Chin J Traumatol, 2016, 19(6): 358-361.

[5] LANGFITT M K, HALVORSON J J, SCOTT A T, et al. Distal locking using an electromagnetic field-guided computer-based real-time system for orthopaedic trauma patients[J]. J Orthop Trauma, 2013, 27(7): 367-372.

第三篇
股　骨

第九章

股骨转子间骨折的髓内钉治疗

一、概述

股骨转子间骨折是指骨折中心位于近侧转子间线至远侧小转子下缘水平线之间的骨折，在 AO/OTA 分类中列为 31A（图 9-1）。

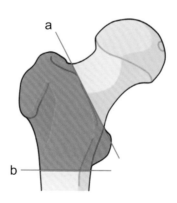

图 9-1 股骨转子间骨折的范围。a. 转子间线；b. 小转子下缘水平线

二、骨折的 AO–OTA 分型

骨折的 AO-OTA 分型见表 9-1、表 9-2、图 9-2、图 9-3。

表 9-1 AO/OTA 分类（1996 版 /2007 版）	
31A1	顺转子间线简单骨折，仅 2 个骨折块
A1.1	骨折线沿转子间线
A1.2	骨折线经过大转子：①无移位；②有移位
A1.3	骨折线达小转子以下：①内侧骨折线达小转子下极；②内侧骨折线超过小转子下极
31A2	顺转子间线粉碎性骨折，总有连带小转子的后内侧骨块和邻近的内侧骨皮质
A2.1	只有 1 个中间骨块（即小转子）
A2.2	有多个中间骨块
A2.3	向小转子下延伸超过 1 cm
31A3	逆转子间线骨折
A3.1	简单反斜骨折
A3.2	简单横向骨折
A3.3	粉碎性骨折：①累及大转子；②累及股骨颈

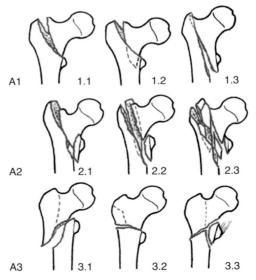

图 9-2   AO/OTA 分类（1996 版 /2007 版）

表 9-2	AO/OTA 分类（2018 版）
31A1	顺转子间线简单骨折
A1.1	孤立的单个转子骨折：①大转子；②小转子
A1.2	二部分骨折
A1.3	外侧壁完整（＞20.5 mm）的骨折
31A2	顺转子间线粉碎性骨折，外侧壁受累（厚度 ≤ 20.5 mm）
—	—
A2.2	只有 1 个中间骨块
A2.3	有 2 个或以上中间骨块
31A3	逆转子间线骨折（反斜）
A3.1	简单反斜骨折
A3.2	简单横向骨折
A3.3	楔形或粉碎性骨折

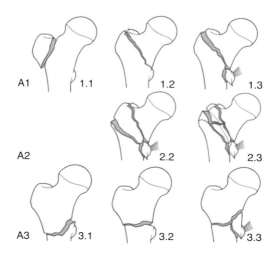

图 9-3　AO/OTA 分类（2018 版）

注意：2018 版分类的 A2.2 只有 1 个中间骨块，是指在小转子骨块之外（A1.3）只增加了 1 个骨块，实际上是有 2 个中间骨块；而 A2.3 实际上是有 3 个或以上的中间骨块。从这一逻辑推论，31A2.1 应该是"连带小转子且导致外侧壁危险的一个大香蕉样骨块"。这些中间骨块总是位于后侧，增加矢状面插图可以清楚地显示这 3 个亚型的特点（图 9-4）。

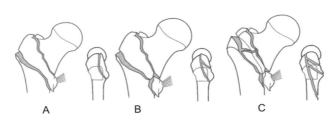

图 9-4   AO/OTA 2018 版分类 31A2 的 3 个亚型。A. 31A2.1；B. 31A2.2；C. 31A2.3

三、髓内钉治疗的适应证

除非患肢骨折前已存在严重功能障碍和（或）无法耐受手术治疗，否则所有的转子间骨折均应接受手术治疗。

四、髓内钉治疗的禁忌证

转子下部位畸形前弓过大，小转子水平以下 10 cm 以内髓腔重度狭窄或髓腔封闭，手术部位大面积软组织感染不能控制。

五、手术要点（视频 3）

1. 体位   患者仰卧于骨科牵引床上，骨盆置于水平位，在患肢牵引及 C 臂机透视下操作（图 9-5）。术中将 C 臂机放在患者两腿之间的裆部，透视需观察正位、侧位和前内侧角斜位。

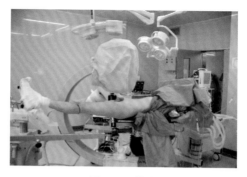

图 9-5　体位

需要注意髋部侧位透视时 C 臂机的位置，需综合考虑患肢旋转及股骨颈前倾角适当调整角度（图 9-6A、B）。

（1）首先通过透视得到标准的股骨颈侧位，即股骨头内螺旋刀片与股骨髓内钉成直线（设为 0°）；

（2）将 C 臂向下旋转 30°，获得前内侧斜位透视图（图 9-6C）。

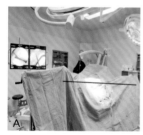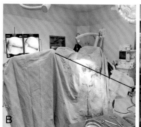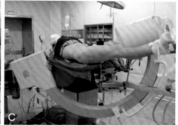

图 9-6　术中 C 臂机投射角度。A. 术中 0° 透视；B. 术中 30° 斜位透视；C. 去除敷料，显示 30° 透视的 C 臂机角度

2. 手术步骤

（1）第一步：复位。

牵引并内旋患肢常可使转子间骨折复位。若复位不理想，可尝试增加牵引力量，再内外旋股骨干、多方向活动髋部，以解除骨折端嵌插或绞锁（图 9-7）。

1）术中复位技巧 1：用克氏针对移位的骨折块进行撬拨复位，临时

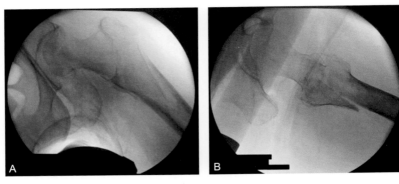

图 9-7　复位。A. 复位后正位；B. 复位后侧位

固定（图 9-8）。

2）术中复位技巧 2：用骨膜剥离子对移位的骨折块进行经皮撬拨复位（图 9-9）。

3）术中复位技巧 3：点状复位钳钳夹固定（冠状位股骨转子间骨折）。

股骨大转子骨折线从前上方向后下方延伸，臀中肌的大部分位于近断端，臀中肌的前份在大转子的止点位于远断端，后方软组织铰链破裂，呈现骨折端后方张口，股骨颈及相连的大转子大部呈现极度外旋（图 9-10A、B、C）。

先将远端外旋牵引，同时用点状复位钳钳夹，使骨折后方张口复位，然后经大转子后方植入克氏针，改内旋、内收牵引，在大转子顶点插入导针，常规开口扩髓，植入主钉和螺旋刀片（图 9-10）。

4）术中复位技巧 4：对于难复型病例，可以综合运用多种方法复位，此类简单骨折（AO 分型 A1.2，即 2007 版的 A1.3）复位非常困难。往往由于复位不良，导致手术失败（图 9-11A、B）；牵引后正位复位不良，近端矢状位旋前（图 9-11C）；牵引后侧位复位不良，近端向前移位（图 9-11D）。用点状复位钳钳夹复位，正、侧位良好，并用克氏针临时固定，然后常规髓内钉导针定位（图 9-11E、F）。

复位之后，需采用复位质量标准进行评价（表 9-3、表 9-4）。在开口之前，不可接受的复位需要继续调整。

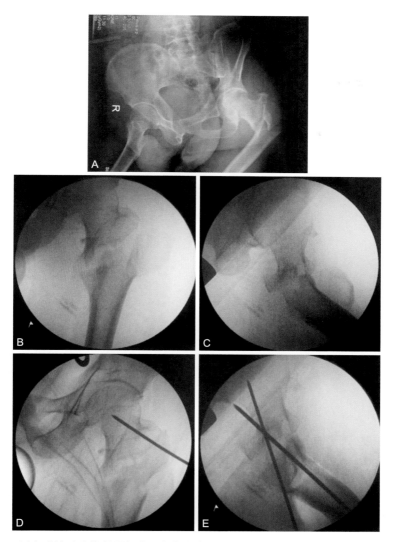

图 9-8　用克氏针对移位的骨折块进行撬拨复位。A. 前后位 X 线影像示左股骨转子间骨折，内翻移位，伴股骨大转子骨块骨折，AO-OTA 分型 31A2.3；B. 牵引后近端仍然存在外旋，大转子移位明显；C. 侧位透视显示大转子骨块向前移位；D. 将大转子推顶复位，用克氏针将其与近端骨折端固定；E. 侧位透视显示大转子骨折块复位良好，克氏针位于后侧，不影响主钉插入

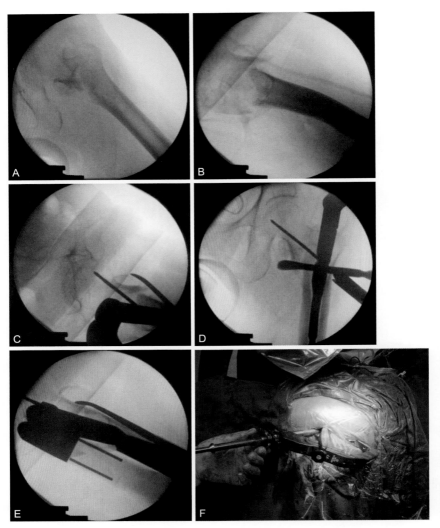

图 9-9　用骨膜剥离子对移位的骨折块进行经皮撬拨复位。A. 转子间骨折，牵引后颈干角恢复；B. 近端仍有外旋，侧位透视股骨颈侧皮质向前移位成角，大转子向后移位；C. 插入主钉后，侧位透视显示股骨颈侧皮质向前移位成角，导针在股骨颈内偏前。用骨膜剥离子撬拨，复位股骨颈侧皮质，透视显示复位满意，成角消失，导针位于股骨颈中央；D. 正位；E. 侧位；F. 术中照片

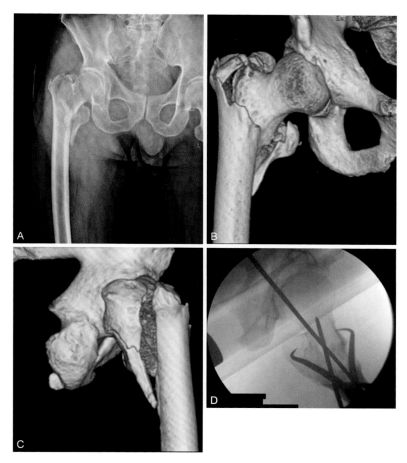

图 9-10 点状复位钳夹固定。A. 术前 X 线；B. 术前 CT 正位；C. 术前 CT 侧位；D. 钳夹复位后侧位透视

表 9-3 股骨转子间骨折复位质量标准（Baumgaertner，1995）		
复位质量	对线：Garden 指数	对位
好	正位：正常或略外展 侧位：成角＜160°	任何骨块间的错位＜4 mm
可接受	仅符合对线或对位的一项	
差	对线和对位均不符合	

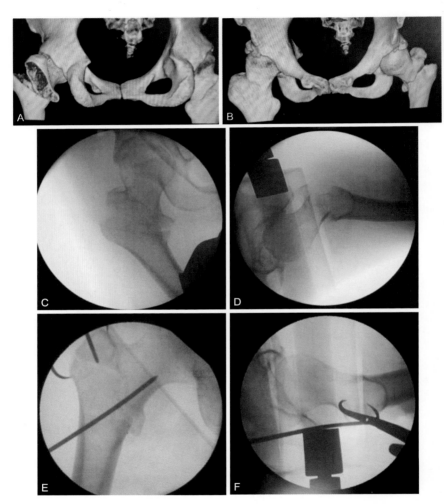

图 9-11　难复型病例。A、B.术前 CT；C.牵引后正位示复位不良，近端矢状位旋前；D.牵引后侧位复位不良，近端向前移位；E、F.采用多种复位方法后

表9-4　股骨转子间骨折复位质量标准（Chang，2015）			
Garden 对线	正位	颈干角正常或略外展	1
	侧位	<20°	1
前内侧皮质对位	正位	内侧皮质：正性或中性支撑	1
	侧位	前侧皮质：平齐	1
复位等级	优：4分；可接受：3分；差：2分及以下		

（2）第二步：开口。

自大转子顶点沿股骨长轴向近端做5 cm皮肤切口，切口长度可根据患者的肥胖程度调整，顺肌纤维方向切开臀肌筋膜并钝性分离臀中肌。伸入手指，探查大转子顶点及其内侧面，初步确认进钉点（图9-12）。然后用粗大的近侧扩髓器进行股骨近段扩髓。对骨质疏松的老年人，可仅磨除近侧皮质，即进入1~2 cm即可。

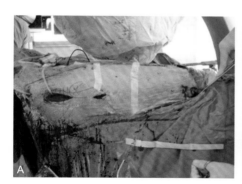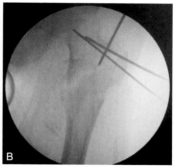

图9-12　插入导针。A.术中照片；B.术中透视

（3）第三步：植入髓内钉。

插入主钉，植入螺旋刀片，使其在正位透视时处于在股骨颈中下1/3位置，侧位透视时处于股骨颈中央位置（图9-13）。

（4）其他辅助固定。

由于外侧壁不完整，故可以选择附加钢板技术。采用3.5系统锁定钢板辅助固定大转子骨块（图9-14）或捆扎技术。

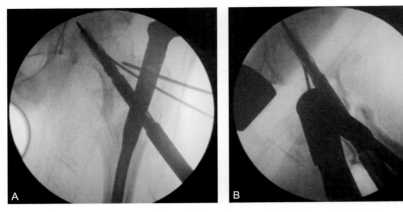

图 9-13　植入髓内钉和螺旋刀片。A. 正位透视；B. 侧位透视

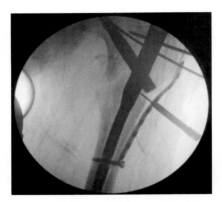

图 9-14　采用系统锁定钢板辅助固定大转子骨块

六、注意事项

1. 头髓钉通常含有 3 个部件：插入股骨干髓腔的主钉、打入股骨头的螺旋刀片或拉力螺钉、远侧的交锁螺钉。有的还有特殊的内芯锁定螺钉（set screw）。尾帽并非必需部件。

2. 常用髓内钉类型（图 9-15）各有其特点，使用前一定要充分了解各种操作要点。

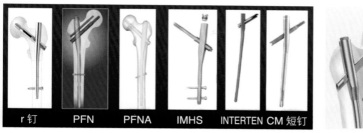
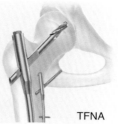

图 9-15　各种股骨近端髓内钉

3. 有关阳性支撑　前后位透视显示阳性支撑（图 9-16A），侧位透视显示向前移位的股骨颈，则说明前内下角的骨皮质已获得抵住支撑（图 9-16B）。可通过斜位透视直接观察前内侧骨皮质的对位情况。

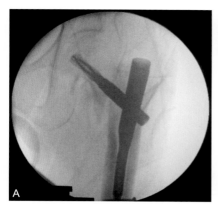
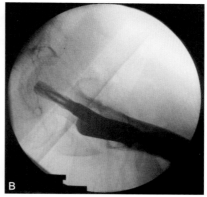

图 9-16　阳性支撑。A. 正位；B. 侧位显示前内的骨皮质已抵住支撑

4. 对于老年髋部骨折，应重视早期手术的重要性，入院 24 h 内手术治疗可显著降低术后并发症的发生率。但此类患者往往合并高血压及糖尿病等基础疾病，完善的术前检查及合理的内科综合治疗必不可少。

5. 对转子间骨折采用髓内钉内固定时，需牢记"先复位、后开口"的原则。进钉点位于前中 1/3 交界的大转子顶点内侧壁（图 9-17）。从大转子顶点外侧进钉容易出现主钉经骨折缝插入，术后发生"楔子效应"，导

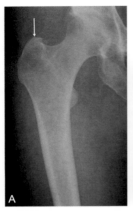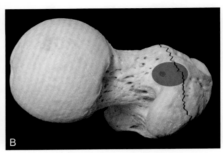

图 9-17　进钉点。A.正位进针点；B.俯视位进针点

致内固定失败，出现髋内翻畸形。

6.开口技巧

（1）直接使用开口器开口，髓内钉容易进入骨折缝，术后发生"楔子效应"（图 9-18A、B）。

（2）近端开口时，用好扩髓钻保护套筒，钻头尽量内移，贴近躯干，防止进钉点外移，可利用血管钳等合适的工具向躯干推挤钻头近端（图9-19）。

（3）钻头需高转速缓慢推进，不可用力过猛，避免近端扩髓不充分导致插钉时出现骨折端复位丢失，即主钉插入后透视发现骨折端出现复

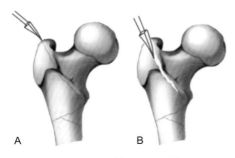

图 9-18　开口。A.使用开口器开口；
B.产生"楔子效应"

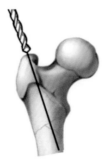

图 9-19　钻头尽量内移

位丢失移位，与近端扩孔不到位有关（图 9-20 ）。

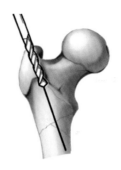

图 9-20　缓慢推进

7.内锁螺钉的使用　有的头髓钉含有内芯锁定螺钉（如 Gamma-3，TFNA，InterTan ）。内锁螺钉的使用原则是防止头颈骨块旋转，但不能阻碍其向外侧滑动。如果术后需要头颈骨块滑动获得二次稳定（如存留间隙），则不应拧紧内锁螺钉；如果术后无须滑动（如术中加压复位优秀），则可以将其拧紧。

8.远侧交锁螺钉的使用　应常规打入远侧交锁螺钉。对长度和旋转均稳定的转子间骨折（A1 型），可以不打。对 A2 型骨折，建议在静态位打入远侧交锁螺钉；而对长度和旋转均不稳定的 A3 型骨折，在动态位打入远侧交锁螺钉，以使股骨干有向近侧移动的可能，促进骨折间隙的缩小。

9.长钉与短钉的选择　对真正的股骨转子间骨折而言，长钉与短钉（指不超过股骨前弓顶点）的治疗效果并无差别。需注意，在身材矮小的亚洲老年女性，直的短型头髓钉与股骨不匹配的现象比较常见，包括钉尖撞击前侧骨皮质（股骨前弓较大）和钉尾突出大转子（股骨近段较短）。采用带前弓弧度的短型头髓钉设计能显著提高两者的匹配性，减少并发症。

七、典型病例

现通过两个典型病例，介绍转子间骨折头髓钉内固定的操作要点。

典型病例 1

患者男，64 岁。5 年前患有脑卒中，影响右侧肢体，经康复治疗后能够自己行走，但肌力略差。此次在平地上跌倒，发生右侧股骨转子间骨折。入院后经术前检查，诊断为小转子二分型的二部分股骨转子间骨折，属于难复位类型。第二天在骨科牵引床上进行头髓钉内固定手术。

术中在肢体松弛的状态下，从螺旋刀片打入的切口插入器械进行复位。在手指的扪摸指引下，先用骨钩解除外上角的骨性交锁，再用剪刀剪断紧张的髂股韧带和髂肌腱，解除软组织嵌顿造成的弹性交锁。在手指的感知下牵引和旋转肢体，用骨钩牵拉头颈骨块下方的尖齿，头颈骨块与股骨干即能获得满意的复位（对线、皮质对位）。再按常规操作，完成闭合插钉内固定。

术毕透视，示骨折复位质量优（4分），内固定稳定性优（8分）。术后三维CT证实前内下角获得骨皮质对骨皮质的可靠支撑。术后1周，患者在搀扶下可下地负重站立，练习行走。随访1.5年，骨折完全愈合（图9-21）。

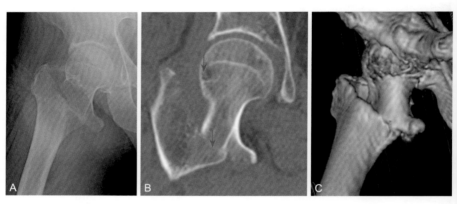

图 9-21　小转子二分型难复位骨折。A. 术前 X 线片示股骨转子间二部分骨折，小转子被骨折线平均分为上下两块，分别与头颈骨块和股骨干相连；B. 外上角骨性交锁（箭头）；C. 三维 CT 重建图像，显示典型的移位特征：头颈骨块屈曲外旋，股骨干上移短缩，头颈骨块下方骨皮质尖齿骑跨于股骨干前方

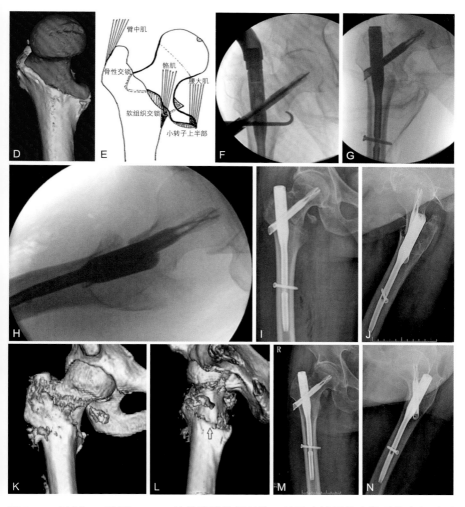

图 9-21　（续）D. 采用 Mimics 软件模拟骨折复位，显示小转子从中部平分为上下两块；E. 骨折移位特征示意图；F. 在打入股骨头导针和螺旋刀片的过程中，牵拉骨钩维持复位；G、H. 术毕正、侧位透视影像，示骨折复位良好，内固定位置满意；I、J. 术后 1 周随访 X 线片；K、L. 术后三维 CT 显示前内下角骨皮质相互抵住、支撑（箭头），稳定性优良，允许患者早期下地站立行走。★为小转子上半部骨块，从头颈骨块的下方骨皮质尖齿上游离脱落，由于腰大肌的牵拉而向前向上移位。M、N. 术后随访 1.5年，骨折完全愈合

典型病例 2

患者男，56 岁，因助动车车祸发生左侧股骨转子间骨折。入院后经术前检查，诊断为全转子区骨折，属于极不稳定类型。第三天在骨科牵引床上进行头髓钉内固定手术。

通过手法操作，获得了头颈骨块与股骨干的良好对线。从螺旋刀片打入的切口，通过微创钢丝导入器在小转子骨块导入钢丝，准备在头髓钉插入后进行捆扎。按常规方法插入短型 InterTan 髓内钉，将其内芯锁定螺钉拧紧，防止头颈骨块进一步滑动。在股骨干处将远侧交锁螺钉打入在动态位。术毕捆扎钢丝时，发现仅前内侧骨皮质（占环周皮质的 1/6～1/4）有确实可靠的接触抵住，其余部分均呈缺损状态。收紧小转子钢丝，将其直接捆扎在髓内钉主杆上，只能放弃，将其拆除。

术毕透视，骨折复位质量优（4 分），内固定稳定性优（7 分）。术后三维 CT 证实仅前内下角获得骨皮质对骨皮质的可靠支撑。术后卧床 2 个月，拍片发现前内侧角皮质愈合后开始扶双拐下地，1 个月后扶单拐行走。随访 7 个月，骨皮质愈合范围达到 1/3 周径，外侧壁也出现骨桥连接。患者已去拐自由行走，功能良好（图 9-22）。

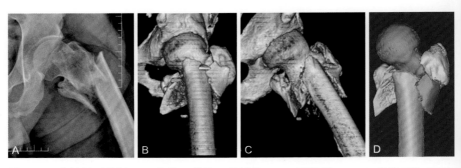

图 9-22　全转子区骨折。A. 术前 X 线片，显示为 31 A3 型骨折；B、C. 术前三维 CT 示骨折为全转子区骨折，分别有头颈骨块、股骨干骨块、小转子骨块、外侧壁骨块，前壁骨块大转子分裂为前后 2 块；D～F. 采用 mimics 软件模拟骨折复位，显示骨折粉碎程度

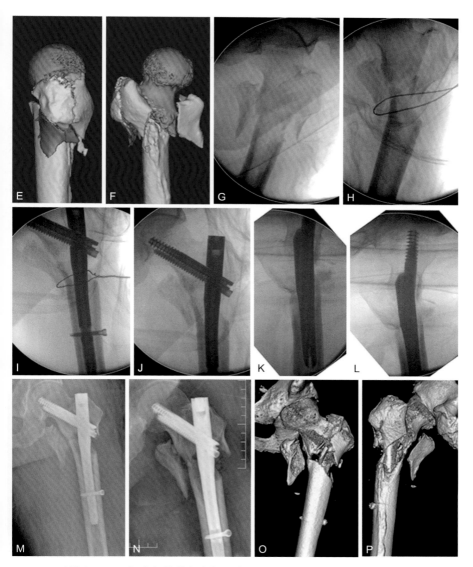

图 9-22　（续）G、H. 闭合复位获得良好对线之后，微创导入钢丝，准备捆扎收拢小转子骨块；I. 头髓钉手术之后，收紧小转子钢丝，但捆扎在髓内钉主杆上。为了避免干扰骨折愈合，将其拆除；J、K、L. 术毕透视正位、侧位和前内侧斜位，示内芯螺钉拧紧，远侧交锁螺钉打入在动力位；M、N. 术后第 5 天拍片，示环周骨皮质缺损很多；O、P. 术后三维 CT 显示仅前内下角约 1/6 的环周皮质相互抵住

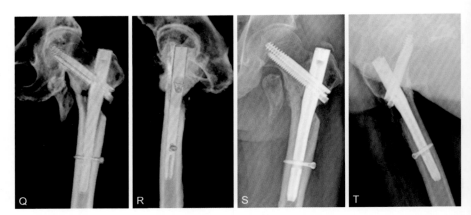

图 9-22　（续）Q、R. 三维 CT 透明处理显示头髓钉内固定位置良好，髓内钉充满髓腔，消除了髓内钉的摆动（雨刷效应）；S、T. 术后 7 个月，透视示股骨颈无短缩，内侧股骨距愈合良好，外侧壁也出现骨桥连接。注意：与术后即刻相比，交锁螺钉上移

（作者：曹雷、王建东、张世民；绘图：汤逸昕）

参考文献

[1] SOCCI A R, CASEMYR N E, LESLIE M P, et al. Implant options for the treatment of intertrochanteric fractures of the hip: rationale, evidence, and recommendations[J]. Bone Joint J, 2017, 99-B(1): 128-133.

[2] KIM G M, NAM K W, SEO KB, et al. Wiring technique for lesser trochanter fixation in proximal IM nailing of unstable intertrochanteric fractures: a modified candy-package wiring technique[J]. Injury, 2017, 48(2): 406-413.

[3] HAIDUKEWYCH G J. Intertrochanteric fractures: ten tips to improve results[J]. Instr Course Lect. 2010; 59: 503-509.

[4] BAUMGAERTNER M R, CURTIN S L, LINDSKOG D M, et al. The value of the tip-apex distance in predicting failure of fixation of peritrochanteric fractures of the hip[J]. J Bone Joint Surg [Am], 1995, 77: 1058-1064.

[5] GAO Y S, GUO Y J, YU X G, et al, A novel cerclage wiring technique in intertrochanteric femoral fractures treated by intramedullary nails in young adults[J]. BMC Musculoskelet Disord, 2018, 19(1): 359.

[6] DOUŠA P, SKÁLA-ROSENBAUM J. Nailing of inter- and subtrochanteric

fractures——operative technique[J]. Rozhl Chir, 2013, 92(10): 615-620.

[7] KULKARNI S G, BABHULKAR S S, KULKARNI S M, et al. Augmentation of intramedullary nailing in unstable intertrochanteric fractures using cerclage wire and lag screws: a comparative study[J]. Injury, 2017, 48 Suppl 2: S18-S22.

[8] JIN L, ZHANG L, HOU Z, et al. Cephalomedullary fixation for intertrochanteric fractures: an operative technical tip[J]. Eur J Orthop Surg Traumatol, 2014, 24(7): 1317-1320.

[9] PAN S, LIU X H, FENG T, et al. Influence of different great trochanteric entry points on the outcome of intertrochanteric fractures: a retrospective cohort study[J]. BMC Musculoskelet Disord, 2017, 18(1): 107.

[10] KIM Y, DHEEP K, LEE J, et al. Hook leverage technique for reduction of intertrochanteric fracture[J]. Injury, 2014, 45(6): 1006-1010.

[11] BUTLER B A, SELLEY R S, SUMMERS H D, et al. Preventing wedge deformities when treating intertrochanteric femur fractures with intramedullary devices: a technical Tip[J]. J Orthop Trauma, 2018, 32(3): e112-e116.

[12] DEPALMA A A, O'HALLORAN K, SHENOY K, et al. A novel technique for reducing intertrochanteric hip fractures[J]. Am J Orthop (Belle Mead NJ), 2014, 43(9): 402-404.

[13] CARR J B. The anterior and medial reduction of intertrochanteric fractures: a simple method to obtain a stable reduction[J]. J Orthop Trauma, 2007, 21(7): 485-489.

[14] CHANG S M, HOU Z Y, HU SJ, et al. Intertrochanteric femur fracture treatment in Asia: what we know and what the world can learn[J]. Orthop Clin N AM, 2020, 51(2): 189-205.

[15] CHANG S M, HU S J, MA Z, et al. Femoral intertrochanteric nail (fitn): a new short version design with an anterior curvature and a geometric match study using postoperative radiographs[J]. Injury, 2018, 49(2): 328-333.

[16] CHANG S M, ZHANG Y Q, DU S C, et al. Anteromedial cortical support reduction in unstable pertrochanteric fractures: a comparison of intra-operative fluoroscopy and post-operative 3D CT reconstruction[J]. Int Orthop, 2018, 42(1): 183-189.

[17] CHANG S M, ZHANG Y Q, MA Z, et al. Fracture reduction with positive medial cortical support: a key element in stability reconstruction for the unstable pertrochanteric hip fractures[J]. Arch Orthop Trauma Surg. 2015, 135(6): 811-818.

[18] CHEN S Y, CHANG S M, TULADHAR R, et al. A new fluoroscopic view for evaluation of anteromedial cortex reduction quality during cephalomedullary nailing for intertrochanteric femur fractures: the 30° oblique tangential projection[J]. BMC Musculoskelet Disord, 2020, 21(1): 719.

[19] SONG H, CHEN S Y, CHANG S M. What should be filled in the blank of 31A2.1 in AO/OTA-2018 classification[J]. Injury, 2020, 51(6): 1408-1409.

[20] 张世民. 老年髋部转子间骨折 [M]. 北京 : 科学出版社 , 2019.

第十章　股骨转子下骨折的髓内钉治疗

一、概述

股骨转子下骨折指自股骨小转子水平向远端 5 cm 之间的骨折。

二、骨折的 Russell–Taylor 分型

Ⅰ型：不波及梨状窝的骨折。
　　Ⅰ A 型：骨折线从小转子下方到股骨干峡部。
　　Ⅰ B 型：骨折线从小转子下方到股骨干峡部，骨折累及小转子。
Ⅱ型：波及大转子、累及梨状窝的骨折。
　　Ⅱ A 型：骨折线从小转子到股骨干峡部并向梨状窝延伸，小转子没有明显的粉碎或大的骨折。
　　Ⅱ B 型：骨折线波及大转子，且股骨内侧骨皮质粉碎，小转子的连续性丧失（图 10-1）。

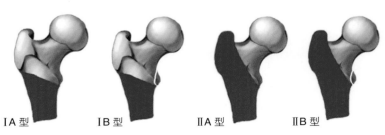

　Ⅰ A 型　　　　　Ⅰ B 型　　　　　Ⅱ A 型　　　　　Ⅱ B 型

图 10-1　股骨转子下骨折的 Russell-Taylor 分型

三、髓内钉治疗的适应证

除非患肢骨折前已存在严重的功能障碍并且无法耐受手术治疗，否则所有的转子下骨折均应接受手术治疗（图 10-2）。

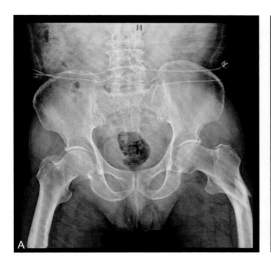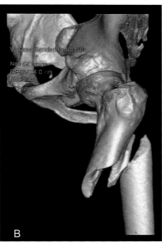

图 10-2　A. X 线片 Russell-Taylor 分型ⅡB 型；B. CT 片 Russell-Taylor 分型ⅠB 型

四、髓内钉治疗的禁忌证

1. 髓腔明显狭窄。
2. 前弓弧异常。
3. 既往股骨骨折成角畸形，股骨力线欠佳，髓腔闭塞，髓内钉无法通过。
4. 髋部存在不能控制的软组织或骨感染（图 10-3）。

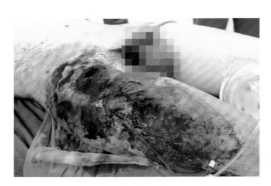

图 10-3   大腿大面积开放性损伤伴感染

五、手术要点（视频 4）

1. 体位一般为牵引床上平卧位（图 10-4），有的可以侧卧位。

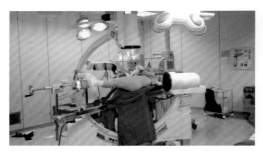

图 10-4   体位

2. 手术步骤

（1）第一步：复位。使用牵引、撬拨、操纵杆（joystick）复位及临时钢丝钢缆捆扎等技术复位骨折。

通过逆移位机制，内收、内旋骨折近端，有利于获得髓内钉的正确进钉点。正确的进钉点在前后位透视上位于大转子顶点或顶点内侧，侧位透视上位于大转子前 2/3 和后 1/3 的交界处或大转子后缘的前方一横指。

进钉方向与转子间骨折有所不同，在前后位透视上，导针与股骨外侧皮质平行；在侧位透视上，导针与前方骨皮质平行或略偏向前骨皮质。

1）复位技巧1：经皮撬拨复位技术和joystick技术（操纵杆技术）。

现以图10-5所示病例讲解复位技术。X线片示骨折近端前屈、外旋、外展、后方皮质破损及蝶形骨块（图10-5A）。容易发生的错误有进钉点偏前、偏外。侧位片显示前后移位明显，近端外旋、前屈，远端向后移位，后方蝶形骨块（图10-5B）。在断端外侧偏后做1 cm皮肤小切口，插入一把弯头Kocher钳或圆头骨膜剥离子（图10-5C），有利于将紧张的阔筋膜作为支点，撬拨下压股骨近端，复位骨折（图10-5D）。经大转子外侧前方，平行于股骨颈前方骨皮质植入一枚直径4 mm的克氏针以纠正外展畸形（图10-5E）。

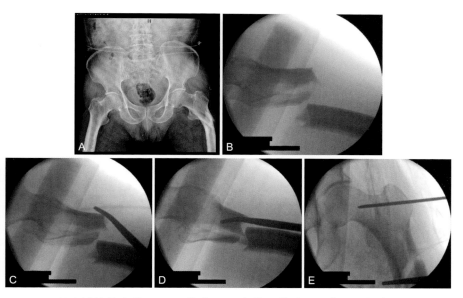

图10-5 经皮撬拨技术及joystick技术。A. 术前X线片；B. 牵引下侧位片；C. 插入弯头Kocher钳；D.撬拨复位近端；E. 植入4 mm克氏针

2）复位技术2：经皮钳夹技术、joystick技术、术中外展牵引技术及经皮撬拨技术。

现以图10-6所示病例讲解复位技术。X线片示骨折内翻畸形，内侧骨皮质破损，大转子冠状位骨折，累及小转子及后内侧皮质负重区（图

10-6A）。容易发生的错误为进钉点进入骨折间隙，内翻，形成假性内侧支撑。常规使用牵引床，通过内收牵引不能复位（图 10-6B）。外展牵引，仍存在内翻畸形，内后方骨块移位明显（图 10-6C、D）。在后外侧做 3 cm 皮肤切口，经皮钳夹复位，效果明显（图 10-6E、F）。

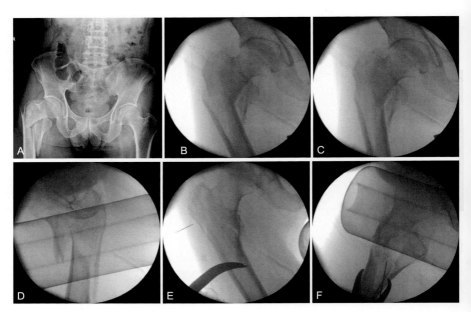

图 10-6　经皮钳夹技术及术中外展牵引技术。A. 术前正位片；B. 内收牵引正位；C. 外展牵引后正位；D. 牵引后侧位；E. 经皮钳夹复位后正位；F. 经皮钳夹复位后侧位

3）复位技术 3：经皮钳夹技术、经皮撬拨技术、大转子顶点内侧进钉。

现以图 10-7 所示病例讲解复位技术。X 线片示逆转子骨折，臀中肌牵拉至髋内翻畸形，内侧皮质破损（图 10-7A）。

容易发生的错误为进钉点偏外，内翻，外侧骨皮质张口，头髓钉（或螺旋刀片）经外侧骨折间隙植入。常规牵引无法纠正髋内翻，造成外侧皮质张口（图 10-7B、C）。采用经皮钳夹技术闭合外侧壁，纠正髋内翻（图 10-7D），侧方经皮钳夹纠正前后移位（图 10-7E）。

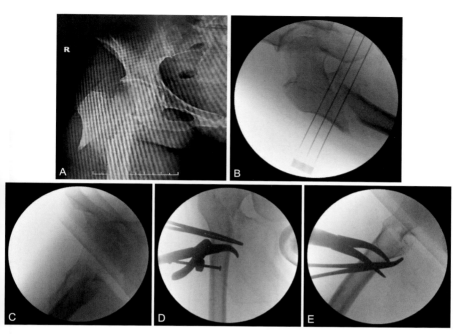

图 10-7 经皮钳夹技术及 joystick 技术。A. 逆转子骨折 ; B. 牵引下正片 ; C. 牵引下侧位 ; D. 正位 ; E. 侧位

4）复位技术 4 : joystick 技术、大转子顶点内侧进钉及经皮撬拨技术。

现以图 10-8 所示病例讲解复位技术。X 线片示逆转子骨折，大转子在股骨颈基底部隐裂骨折，内侧骨皮质破损，严重骨质疏松。容易发生的错误是进钉点偏外，大转子移位，外侧皮质张口，头髓钉（或螺旋刀片）经外侧骨折间隙植入（图 10-8A）。用克氏针分别在前方和后方固定股骨颈和大转子，平行股骨颈骨皮质，保留髓内钉主钉空间，同时作为 joystick 技术使用（图 10-8B、C），术中操作见图 10-8D。经皮撬拨复位骨折（图 10-8E、F、G）。

5）复位技巧 5 : 经皮钢丝套扎技术。

病例特点：转子间嵴完整，后方软组织铰链破裂，大转子游离。容易发生的错误是内收、内旋不能复位，反而加大移位，进钉点滑入骨折间隙，产生楔子效应（图 10-9A）。常规牵引后股骨近端仍然处于极度外旋位置（图 10-9B），经皮钢丝环扎，使大转子与股骨干解剖复位，使转子下骨

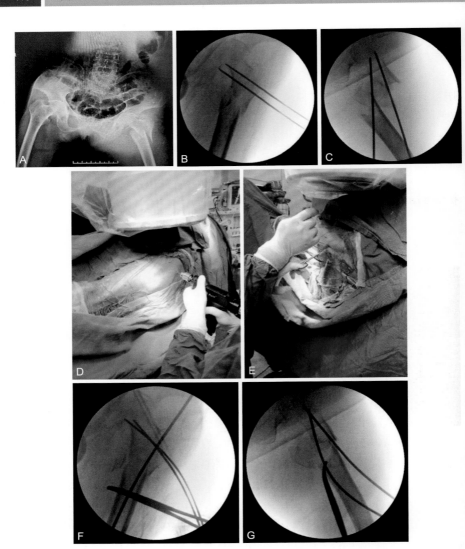

图 10-8　joystick 技术及经皮撬拨技术。A. 术前 X 线片；B. 撬拨复位后正位；C. 撬拨复位后侧位；D. 植入克氏针操作照片；E. joystick 技术；F. 复位后正位；G. 复位后侧位

折变成转子间骨折（图 10-9C、D）。用钢丝捆住后利用弯头长钳撬拨纠正近端外旋，以利于获得正确的大转子顶点的进钉点（图 10-9E）。

（2）第二步：开口。自大转子顶点沿股骨长轴向近端做 5 cm 切口，切口长度可根据患者的肥胖程度调整，顺肌纤维方向切开臀肌筋膜并钝性分离臀中肌。伸入手指探查大转子顶点及大转子内侧面，初步确认进钉点大转子顶点插入髓内钉导针（图 10-10A），在髓内钉导针引导下用开口钻开口（图 10-10B）。

（3）第三步：扩髓并插入髓内钉（图 10-10C）。根据髓腔的情况，用扩髓钻扩髓，扩髓直径一般比打入髓内钉直径大 1.5 mm。

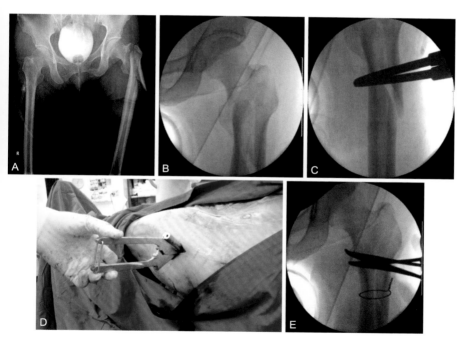

图 10-9　经皮钢丝套扎技术。A. 术前正位片；B. 牵引复位后正位；C. 经皮植入环形钢丝植入器；D. 环形钢丝植入器；E. 用弯头钳撬拨复位近端骨块

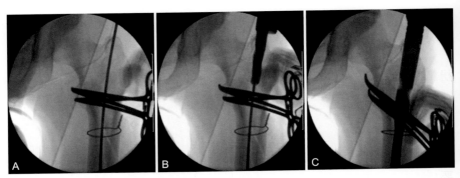

图 10-10   开口、扩髓并插入髓内钉。A. 插入导针；B. 顺导针近端扩髓；C. 插入髓内钉

（4）第四步：近、远端锁定。术后 X 线片显示复位、固定良好（图 10-11）。

（5）随访 7 个月，骨折愈合良好（图 10-12）。

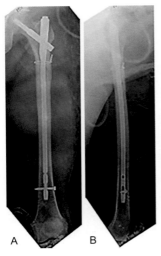

图 10-11   术后 X 线片。A. 正位；B. 侧位

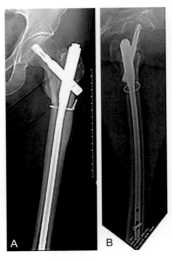

图 10-12   术后 7 个月 X 线片。A. 正位；B. 侧位

六、注意事项

1. 对股骨转子下骨折治疗时应对其生物力学有清楚的认识，力学的稳定性应放在首位。

2. 正确的进钉点和进钉方向是获得正确钉道的前提。

3. 多种闭合操作方法可以辅助钉道控制，减少创伤和血供的破坏，减少并发症，有利于骨折的愈合。

4. 内侧壁与髓内钉是否存在空隙是 X 线判断力学是否稳定的一个重要标志。

5. 外侧壁与髓内钉平行或形成向下锐角也是判断力学稳定性的重要标志。

（作者：曹雷、王建东；绘图：汤逸昕）

参考文献

[1] AFSARI A, LIPORACE F, LINDVALL E, et al. Clamp-assisted reduction of high subtrochanteric fractures of the femur: surgical technique[J]. J Bone Joint Surg Am, 2010, 92 (2): 217-225.

[2] YOON R S 1, DONEGAN D J, LIPORACE F A. Reducing subtrochanteric femur fractures: tips and tricks, do's and don'ts[J]. J Orthop Trauma, 2015, 29 (4): 28-33.

[3] HOSKINS W, BINGHAM R, JOSEPH S. Subtrochanteric fracture: the effect of cerclage wire on fracture reduction and outcome[J]. Injury, 2015, 46(10): 1992-1995.

[4] CODESIDO P, MEJÍA A, RIEGO J, et al. Subtrochanteric fractures in elderly people treated with intramedullary fixation: quality of life and complications following open reduction and cerclage wiring versus closed reduction[J]. Arch Orthop Trauma Surg, 2017, 137(8): 1077-1085.

[5] MINGO-ROBINET J, TORRES-TORRES M, MORENO-BARRERO M, et al. Minimally invasive clamp-assisted reduction and cephalomedullary nailing without cerclage cables for subtrochanteric femur fractures in the elderly: surgical technique and results[J]. Injury, 2015, 46(6): 1036-1041.

[6] DOUŠA P, SKÁLA-ROSENBAUM J. Nailing of inter- and subtrochanteric fractures——operative technique[J]. Rozhl Chir, 2013, 92(10): 615-620.

[7] CODESIDO P, MEJÍA A, RIEGO J, OJEDA-THIES C. Cerclage wiring through a mini-open approach to assist reduction of subtrochanteric fractures treated with cephalomedullary fixation: surgical Technique[J]. J Orthop Trauma, 2017, 31(8): 263-268.

[8] FALKENSAMMER ML, BENNINGER E, MEIER C. Reduction techniques for trochantericand subtrochanteric fractures of the femur: a practical guide[J]. Acta Chir Orthop Traumatol Cech, 2016, 83(5): 300-310.

[9] SUN Q, GE W, LI R, LI S, et al. Intramedullary fixation with minimally invasive clamp-assisted reduction for the treatment of ipsilateral femoral neck and subtrochanteric fractures: a technical trick[J]. J Orthop Trauma, 2017, 31(11): 390-394.

[10] KOKKALIS Z T, MAVROGENIS A F, NTOURANTONIS D I. Reduction techniques for difficult subtrochanteric fractures[J]. Eur J Orthop Surg Traumatol, 2019, 29(1): 197-204.

[11] YOON YC, JHA A, OH C W, et al. The pointed clamp reduction technique for spiral subtrochanteric fractures: a technical note[J]. Injury, 2014, 45(6): 1000-1005.

[12] KILINC B E, OC Y, KARA A, et al. The effect of the cerclage wire in the treatment of subtrochanteric femur fracture with the long proximal femoral nail: A review of 52 cases[J]. Int J Surg, 2018, 56: 250-255.

[13] CHUN Y S, OH H, CHO YJ, et al. Technique and early results of percutaneous reduction of sagittally unstable intertrochateric fractures[J]. Clin Orthop Surg, 2011, 3(3): 217-224.

第十一章　股骨干骨折的髓内钉治疗

一、概述

股骨是人体中最长的管状骨。股骨干骨折包括小转子下 3 ~ 5 cm 至股骨髁上 3 ~ 5 cm 的骨干骨折。

二、骨折的 2018 年 AO 分型

骨折的 2018 年 AO 分型见图 11-1。

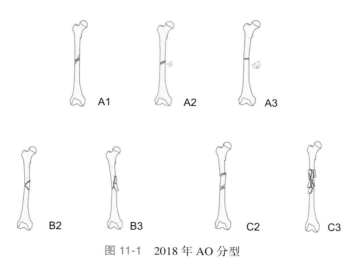

图 11-1　2018 年 AO 分型

32A：简单骨折。A1 为螺旋形骨折，A2 为斜行骨折（≥30°），A3型为横行骨折（＜30°）；按上段、中段、远段又分为 1—3 亚型。

32B：楔形骨折。B2 型为完整楔形骨折，B3 型为楔形多块骨折；按上段、中段、远段再分为 1—3 亚型。

32C：多段骨折。C2 型为完整多段，C3 型为多段粉碎性骨折；按近侧干骺端、骨干、远侧干骺端再分为 1—3 亚型。

三、髓内钉治疗的适应证

对于股骨干骨折均应手术治疗，顺行股骨交锁髓内钉是治疗成人股骨干骨折的首选方法。

四、髓内钉治疗的禁忌证

髓内钉治疗的禁忌证有转子下部位畸形、前弓过大、小转子水平下 10 cm 以内髓腔重度狭窄或髓腔封闭、既往骨折畸形愈合、髓腔扭转以及手术部位大面积软组织感染不能控制等。

五、手术要点

（一）顺行髓内钉（视频 5）

1.体位　患者仰卧于骨科牵引床上，骨盆置于水平位，在患肢牵引及 C 臂机透视下操作（图 11-2A）。屈膝位胫骨结节骨牵引结合牵引床适合股骨下 1/3 骨折、小腿以下截肢患者（图 11-2B）。

2.手术步骤

（1）第一步：开口。

自大转子顶点沿股骨长轴向近端做 5 cm 切口，切口长度可根据患者的肥胖程度调整，顺纤维方向切开臀肌筋膜并钝性分离臀肌。伸入手指探

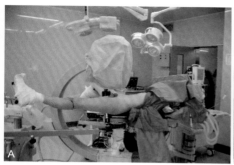
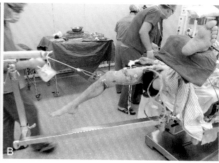

图 11-2　牵引体位。A.足部牵引体位；B.胫骨结节牵引体位

查大转子顶点、大转子内侧面及梨状窝，初步确认进钉点并开口。常规选择大转子顶点或梨状窝进钉，具体要求参考所选用的髓内钉（图 11-3 ）。

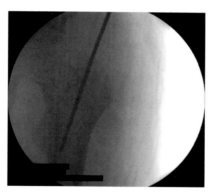

图 11-3　从大转子顶点或梨状窝进针

（2）第二步：复位。综合利用牵引（过牵）、徒手侧方、后方推挤、撬拨及钳夹等技术，或者髓内钉及“复位手指”器具辅助复位。

1）复位方法 1：经皮克氏针或斯氏撬拨复位技术、joystick 技术（操纵杆技术）。

利用克氏针或斯氏针钻入骨折近远端，近端半皮质，远端双皮质，作为撬棒来复位（图 11-4 ）。

撬棒技术

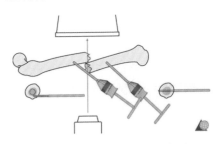

图 11-4　joystick 技术示意图

2）复位方法 2：Kocher 钳和骨膜剥离子撬拨复位技术。

利用牵引后紧张的阔筋膜作为支点，用弯头 Kocher 钳和骨膜剥离子来进行操作。复位前侧位透视示远断端明显向后移位（图 11-5A）。维持牵引，利用弯头 Kocher 钳撬拨复位。复位过程中侧位透视示明显向后移位的远断端撬拨，抬高后初步复位（图 11-5B）。维持牵引，利用骨膜剥离子撬拨复位。

侧位透视可以看到近断端经骨膜剥离子下压，结合远断端撬拨抬高，完全复位（图 11-5C）。前后位透视见远断端向外移位，导针未进入远端髓腔（图 11-5D）。骨膜剥离子向外，克氏针向内，初步纠正侧方移位，前后位透视见远断端向外移位获得纠正（图 11-5E），导针进入远端髓腔（图 11-5F）。

（3）第三步：扩髓并插入髓内钉（方法同转子下）。

（4）第四步：植入远端锁钉和阻挡钉。

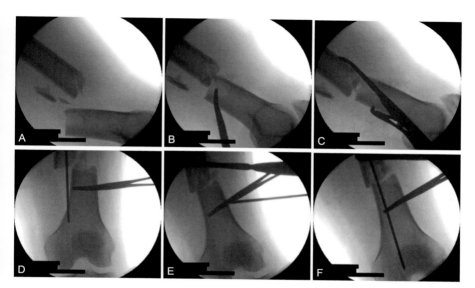

图 11-5　用 Kocher 钳和骨膜剥离子撬拨复位技术。A.复位前透视；B.复位过程中透视；C.完成前后移位纠正；D.复位后正位透视示有侧方移位，导针未进入远端髓腔；E.纠正侧方移位；F.导针进入远端髓腔

采用电磁导航或徒手植入远端锁钉（图 11-6A）。对于只有远端 2 枚平行锁钉的髓内钉，在固定股骨远 1/3 段骨折时，建议植入至少 1 枚阻挡钉，以对抗髓内钉在远端宽大髓腔内的摆动（图 11-6B、C）。

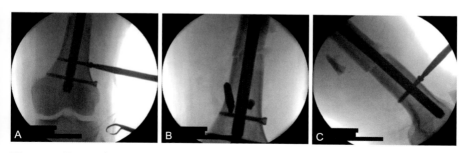

图 11-6　植入远端锁钉和阻挡钉。A.植入远端锁钉；B.植入阻挡钉；C.远端阻挡钉侧位

（二）逆行髓内钉（视频 6）

1.体位　患者仰卧于可透 X 线的手术床上，膝关节垫高，使其屈曲 40°~60°，腘窝垫软枕，小腿于中立位。术中徒手牵引或胫骨结节骨牵引闭合复位（图 11-7）。

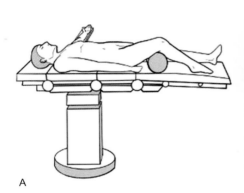
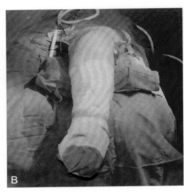

图 11-7　体位。A.示意图；B 术中照片

2.手术步骤

（1）第一步：开口。从髌骨下极至胫骨结节正中做 4 cm 皮肤切口，纵行劈开髌腱，或者在髌腱内侧锐性分离，向外侧牵开髌腱，在髌下脂肪垫上方切开关节囊，进入关节腔（图 11-8）。

（2）第二步：插入导针。

股骨髓腔在股骨远端投影点位于后交叉韧带止点的前方，直视下位于股骨滑车最凹点内侧 1 cm 左右，因此髌腱内侧入路更容易显露。可以用髁间窝皮质线（Blumensaat 线）来指示，进针点正好位于 Blumensaat 线的末端前方（图 11-9）。

（3）第三步：复位（复位方法同顺行髓内钉）。插入导针时，指向髂前上棘方向，平行于大腿前方皮肤，利用牵引，后方推挤，使导针进入进钉髓腔，必要时使用撬拨及钳夹等技术，或者髓内钉、复位手指技术辅助复位。

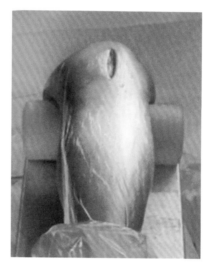

图 11-8 开口，进入关节腔

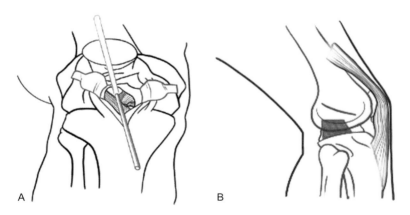

图 11-9 进针点。A. 正位示意图；B. 侧位示意图

（4）第四步：扩髓并插入髓内钉（方法同转子下）。

操作注意事项：①牵引下小腿保持中立位，基本确保正确的下肢力线和长度以及轴向旋转。②髓内钉长度应至小转子水平，钉尾应不突出于软骨面。远端锁钉建议多平面锁钉固定。如仅有2枚平行锁钉，建议辅助阻挡钉以增强稳定性。

（5）第五步：近端锁定、远端锁定和阻挡钉植入。近端锁定一般为前后固定，方便透视。有的髓内钉只有侧向锁孔，即侧向植入锁钉。锁定方法可以徒手法或使用电磁导航（图11-10A、B）。远端锁定一般有架子定位（图11-10C），根据稳定情况可以增加阻挡钉（图11-10D）。

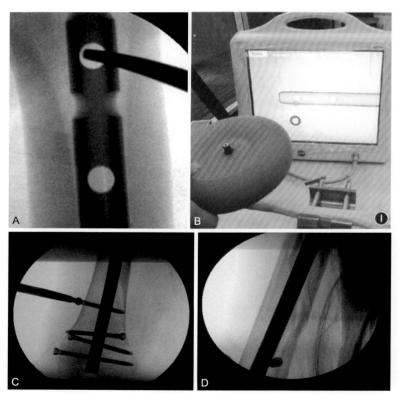

图11-10　远端锁定。A.徒手法；B.磁导航法；C.多平面锁定固定；D.增加阻挡钉

六、注意事项

1. 股骨骨折的特点　由于大腿的肌肉发达，故骨折后多有错位及重叠。骨折远端常有向内、向后移位的倾向。已对位的骨折，骨折端常有向外成角畸形的倾向。骨折后失血量大，可达 500～1500 ml。股骨下 1/3 骨折时，由于血管位于股骨骨折的后方，而且骨折远断端常向后成角，故易损伤或压迫该处的腘动脉或腘静脉。

2. 逆行髓内钉的适应证　适应证有：肥胖患者，骨折位于股骨干远端，浮膝损伤，合并同侧髋部骨折，无骨折牵引床，顺行进钉皮肤切口处条件差的孕妇。

3. 扩髓还是非扩髓　我们的经验是，对于单纯股骨干骨折均采用扩髓髓内钉。若合并其他严重的多发骨折或胸部外伤等，则可考虑采用非扩髓髓内钉。

4. 力线判断　以下肢负重线为标准。从股骨头中心点至距骨踝关节面中心点做连线，在膝关节处应通过胫骨髁间嵴中央，且与胫骨平台关节面成 90°（图 11-11）。

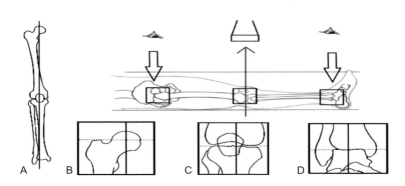

图 11-11　下肢力线判断。A.下肢负重线；B.近端位于股骨头中心；C.膝部位于胫骨嵴中心；D.远端位于距骨中央

5.旋转判断　方法 1 见图 11-12，方法 2 见图 11-13。

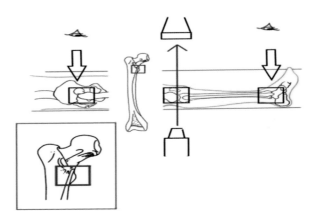

图 11-12　下肢旋转判断简易方法，观察小转子的显露大小

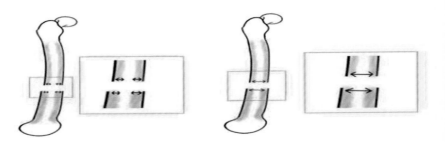

图 11-13　观察远近端骨干前后径及皮质骨厚度是否匹配

（作者：曹雷、毕春、王建东；绘图：汤逸昕）

参考文献

[1] 王秋根 . 髓内钉固定治疗成人股骨干骨折的相关问题 [J]. 中华创伤杂志 , 2017, 33(1): 6-9.

[2] RICCI W M, Bethany Gallagher, Haidukewych GJ. Intramedullary nailing of femoral shaft fractures: current concepts[J]. J Am Acad Orthop Surg, 2009, 17(5): 296-305.

[3] GÄNSSLEN A, GÖSLING T, HILDEBRANd F, et al. Femoral shaft fractures in adults: treatment options and controversies[J]. Acta Chir Orthop Traumatol Cech, 2014, 81(2): 108-117.

[4] SANDERS R, KOVAL K J, DIPASQUALE T, et al. Retrograde reamed femoral nailing[J]. J Orthop Trauma, 2014, 28 (8): 15-24.

[5] MARCHAND L S, JACOBSON L G, STUART A S, et al. Assessing femoral rotation: a survey comparison of techniques[J]. J Orthop Trauma, 2019, 1648-1667.

[6] ESPINOZA C, SATHY A K, MOORE D S, et al. Use of inherent anteversion of an intramedullary nail to avoid malrotation in comminuted femur fractures: a prospective case- control study[J]. J Orthop Trauma, 2018, 32(12): 623-628.

[7] YOSHINO O, BRADY J, YOUNG K, et al. Reamed locked intramedullary nailing for studying femur fracture and its complications[J]. Eur Cell Mater, 2017, 34: 99-107.

[8] SUEROL EM, WESTPHAL R, CITAKL M, et al. Robotic technique improves entry point alignment for intramedullary nailing of femur fractures compared to the conventional technique: a cadaveric study[J]. J Robot Surg, 2018, 12(2): 311-315.

[9] LIM S J, SO S Y, YOON Y C, et al. A forward-striking technique for reducing fracture gaps during intramedullary nailing: a technical note with clinical results[J]. Injury, 2015, 46(12): 2507-2511.

[10] CHEN W, ZHANG T, WANG J, et al. Minimally invasive treatment of displaced femoral shaft fractures with a rapid reductor and intramedullary nail fixation[J]. Int Orthop, 2016, 40(1): 167-172.

[11] FRIEDERICHS J, RÜDEN C, HIERHOLZER C, et al. Technik der antegraden Femurmarknagelung in Seitenlage. Der Unfallchirurg, 2015, 118(4): 295-301.

[12] RÜDEN C, TAUBER M, WOLTMANN A, et al. Surgical treatment of ipsilateral multi-level femoral fractures[J]. J Orthop Surg Res, 2015, 10: 7.

第十二章　复杂股骨骨折的髓内钉治疗

一、概述

复杂骨折指严重开放性骨折、严重粉碎性骨折、烧伤骨折、关节内骨折及多发伤伴有骨折等。常见的复杂股骨骨折包括股骨干骨折合并同侧股骨颈骨折、转子间骨折、转子下骨折或远端累及髁部骨折，或者出现股骨多段骨折。

二、骨折的 Lambiris 分型

Ⅰ型：股骨干骨折合并关节囊内股骨颈骨折（根据股骨颈骨折部位分为 3 个亚型：a. 基底型；b. 颈中型；c. 头下型）（图 12-1）。

Ⅱ型：股骨干骨折合并转子间骨折（根据转子间骨折形态分为 3 个亚型：a. 转子间型；b. 转子下型；c. 转子间 - 转子下型）。

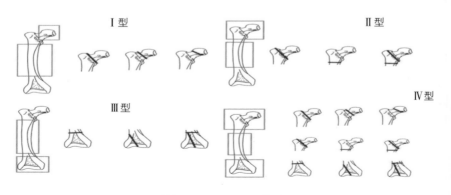

图 12-1　Lambiris 分型

Ⅲ型：股骨干骨折合并股骨远端骨折（根据股骨髁骨折情况分为 3 个亚型：a. 髁上型；b. 髁间型；c. 髁间 - 髁上型）。

Ⅳ型：比较罕见，股骨干骨折同时合并股骨远端和近端骨折。

三、髓内钉治疗的适应证

生命体征稳定、不能够耐受手术的复杂股骨骨折患者均应手术治疗。

四、髓内钉治疗的禁忌证

生命体征不稳定、不能够耐受手术者，再加上股骨干骨折髓内钉治疗的禁忌证。

五、手术要点

（一）注意事项

1. 恢复股骨的力线、长度及旋转。

2. 对于合并的远近端骨折，应符合该部位骨折复位内固定的要求。在内固定时要选择是单一髓内钉，还是组合式内固定。

对于这种情况，我们要判断骨折部位是否可以选用一体化固定，还是选用分体固定。比如，合并有股骨远端骨折，需要判断用一体化髓内钉治疗远骨折端固定力学是否符合要求。如果符合要求，而且有足够的有效固定长度，尽量选择一体化。如果远骨折端太靠近股骨髁上，有的同时伴有髁间骨折，此时应该选择分体固定。一个股骨多端骨折、不能用一体化固定的骨折，我们称为"连枷骨折"。

3. 手术时机　是急诊还是择期，需要全盘考虑。

4. 需要考虑术前是否行骨牵引治疗，还是外固定支架临时固定。

一般复杂股骨骨折多伴有复合损伤，在手术前常规进行损伤控制处理。骨折的损伤控制方法有的行骨牵引，有的行外固定支架固定，待生命体征平稳后行二期手术处理。对骨牵引和外固定支架固定，这两种固定方法在做髓内钉手术前处理方法不同，骨牵引一般在胫骨结节处（个别在股骨髁上），对进行髓内钉治疗影响不大，可直接行髓内钉治疗。而外固定支架固定针多半在股骨上，在二期行髓内钉固定时，外固定支架的钉道对髓内钉治疗影响较大。首先要注意固定时间，如果在2周内局部钉道无感染，术前对钉道进行充分冲洗后可行髓内钉治疗；如果超过2周，一般需行感染指标的检查（包括红细胞沉降率、CRP及血常规等）。如果检查结果完全正常，钉道干净，无渗出等感染现象，可行髓内钉治疗；如果有一项或者多项不正常，则先拔出外固定支架，钉道冲洗清创并做细菌培养。先用广谱抗生素，等结果出来选用敏感抗生素治疗，直到感染指标正常后方可行髓内钉治疗。

5.需要考虑组合式内固定的骨折复位固定次序。

6.需要考虑股骨颈骨折的复位质量对预后的影响。

在伴有股骨颈骨折的情况下，我们首先考虑股骨颈的固定方法和愈合问题，其次考虑股骨干骨折固定。原因是股骨颈骨折的复位质量对预后的影响很大，当发生股骨头坏死时严重影响愈后。

（二）股骨干骨折

对于股骨干骨折，首选标准的髓内钉固定。

病例1

患者为严重粉碎性骨折，股骨转子下＋中段骨折，Lambiris Ⅱ型（图12-2）。

1.体位　平卧位，牵引床上。

2.手术步骤

（1）第一步：复位导针定位。

撬拨技术：先用4 mm克氏针经皮插入，纠正近端前屈、外展、外旋，然后开口定位（图12-3）。

（2）第二步：开口。

复位手指技术：开口后用"复位手指"器进行复位（图12-4）。

（3）第三步：插入导针、推顶骨块。

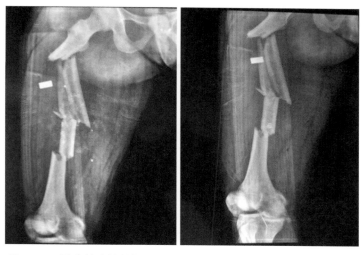

图 12-2　严重粉碎性骨折，股骨转子下 + 中段骨折，Lambiris Ⅱ型

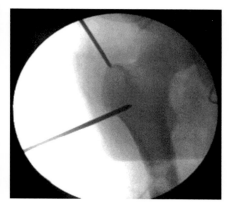

图 12-3　复位与开口

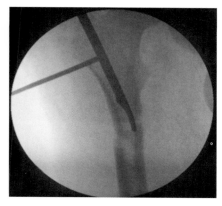

图 12-4　开口后"复位手指"器复位

　　在复位手指引导下插入导针（图 12-5A）。在复位手指配合下，透视确定需要推顶的部位（图 12-5B）。顶棒技术：经皮插入克氏针，推顶移位骨块（图 12-5C），并将导针插入中间骨块髓腔（图 12-5D）。采用同样方法，用克氏针推顶远端骨块，并插入导针（图 12-5E、F）。

　　（4）第四步：扩髓插钉。

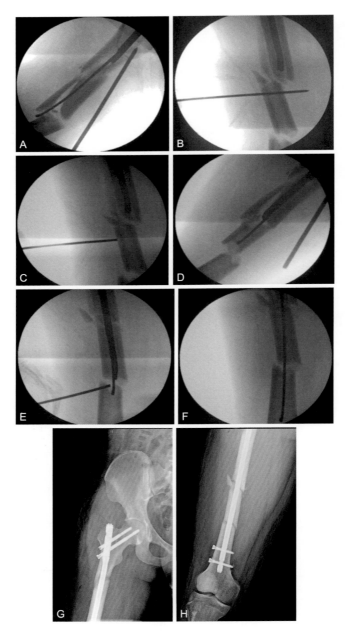

图 12-5　插入导针及推顶骨块。A. 插入导针；B. 透视确认需要推顶的位置；C. 推
顶复位骨块；D. 将导针插入中间骨块；E. 撬拨复位远端骨块；F. 导针进入远端髓腔；
G. 近端骨块复位情况；H. 远端骨块复位情况

扩髓后插入髓内钉并行上、下锁定固定（图 12-5G），从皮钉可以看出，均在微创闭合复位下进行（图 12-5H）。

（5）第五步：缝合伤口。

从缝合伤口中可以看出，复杂骨折完全在闭合下复位（图 12-6）。

（6）术后 3 个月随访，示骨痂明生长（图 12-7）。

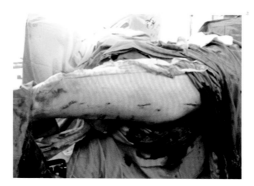

图 12-6　术毕情况，闭合复位切口

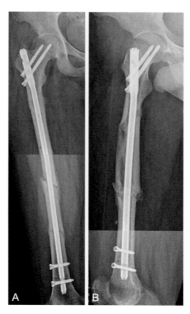

图 12-7　术后 3 个月 X 线片。A.正位片；B.侧位片

病例 2

股骨多段骨折，伴股骨转子间、转子下骨折，Lambiris Ⅱ型（图 12-8 ）。

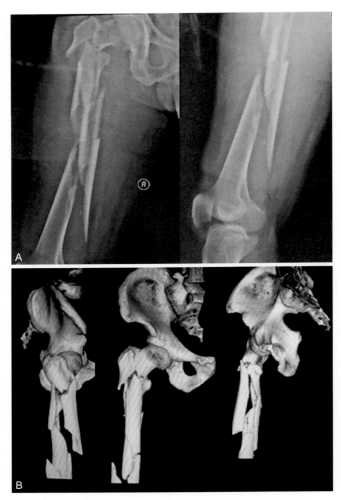

图 12-8　股骨干多段骨折伴股骨转子间、转子下骨折，Lambiris Ⅱ型。A. 术前 X 线片；B. 术前三维 CT

术中使用的技术有：①经皮撬拨复位技术；② joystick 技术；③经皮钳夹技术。

1. 体位　患者取平卧位，牵引床上。透视下标记骨折的体表投影（图12-9）。

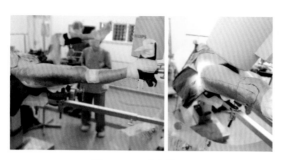

图 12-9　手术体位

2. 手术步骤

（1）第一步：复位。

透视下见髋内翻，外侧皮质张口，侧位见转子下骨折块前后劈裂移位，外侧经皮钳夹复位转子下骨折块（图 12-10）。

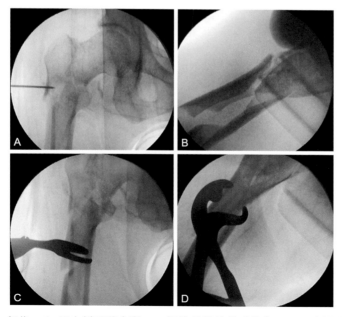

图 12-10　复位。A. 经皮纠正髋内翻；B. 侧位见骨块前后移位；C. 经皮钳夹复位后正位；D. 经皮钳夹复位后侧位

（2）第二步：开口。

经大转子向股骨颈方向钻入一枚直径 3.5 mm 的克氏针开展 joystick 技术，紧贴后方骨皮质，避免影响近端钉道，内收、内旋髋关节，有利于暴露大转子顶点。经大转子顶点钻入导针，侧位导针方向略偏前，近端扩髓后插入导针（图 12-11）。

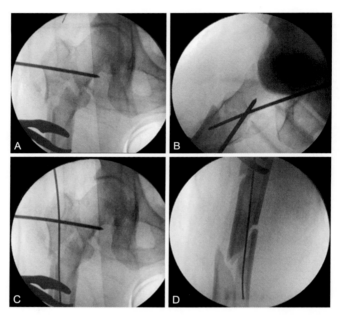

图 12-11　撬拨。A. 内收、内旋髋关节；B. 插入导针，侧位显示导针位置良好；C. 正侧位显示导针位置良好；D. 导针通过粉碎骨折段

（3）第三步：扩髓插钉。

利用"复位手指"器或者直径最小的髓内钉来控制导针的插入，股骨远断端由于重力和小腿三头肌的牵拉而向后移位，通过经皮撬拨抬高远端，使导针紧贴前方皮质插入股骨髁（图 12-12A-G）。术中采用经皮钳夹、经皮撬拨和 joystick 技术。

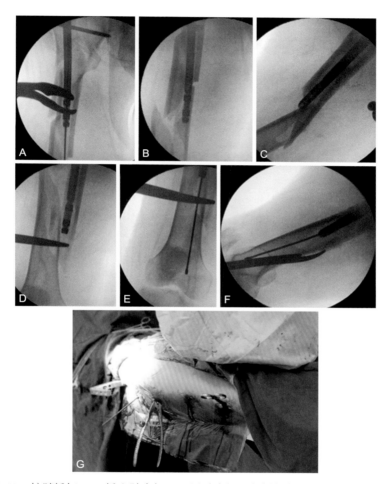

图 12-12　扩髓插钉。A. 插入髓内钉；B. 用髓内钉进行撬拨复位；C. 侧位显示远端骨块向后成角移位；D. 撬拨复位 +joystick 技术复位移位段；E. 插入导针达远端髓腔内，正位；F. 导针达远端髓腔，侧位；G. 术中照片

（4）第四步：近远端锁定。近端经股骨颈锁钉固定后，远端徒手植入 3 枚锁钉，多平面固定微创手术切口（图 12-13）。

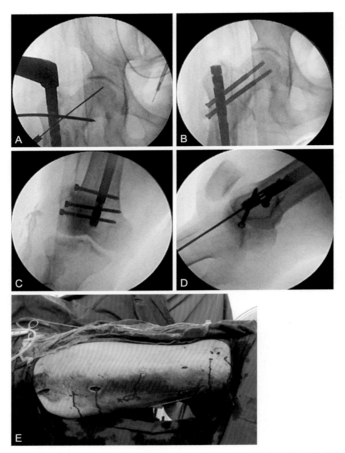

图 12-13　近远端锁定。A.近端经导向架植入导针；B.近端头颈部用2枚螺钉锁定；C.远端用3枚螺钉锁定；D.远端侧位透视示螺钉位置正确；E.术中照片显示微创闭合复位

（三）累及股骨远近端的骨折

对于累及股骨远近端的骨折，根据骨折类型及粉碎程度可选择适当的组合式内固定，包括髓内钉一体化固定以及髓内钉＋锁定钢板。

股骨近端骨折合并有股骨远端骨折，用一种内固定方法很难完整固定。这类骨折称连枷骨折（Lambiris Ⅳ型）（图 12-14A、B）。近端用髓内钉固定，远端用钢板固定（图 12-14C、D）。术后2年检查，示骨痂明显生长（图 12-14E、F）。

（四）髓内钉 + 空心螺钉

股骨颈合并股骨干骨折（Lambiris Ⅰ 型）（图 12-15A）。倒打髓内钉固定股骨干，用多根钉固定股骨颈（图 12-15B）。

组合式固定与单一髓内钉固定的力学稳定相似，但手术难度低。

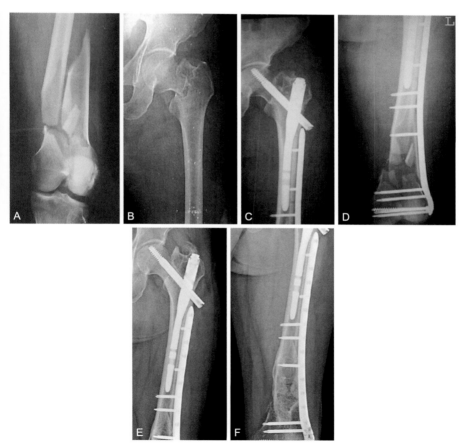

图 12-14　对股骨连枷骨折采用髓内钉及钢板固定。A. 股骨近端骨折；B. 股骨干、远端骨折；C. 近端髓内钉固定；D. 远端钢板固定；E、F. 术后 2 年所见

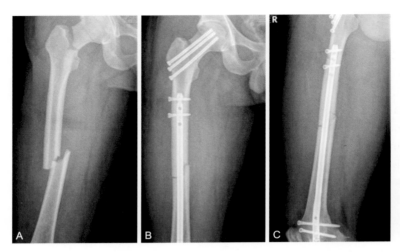

图 12-15　髓内钉 + 空心螺钉。A. 股骨干合并股骨颈骨折；B. 股骨颈骨折，用 3 枚空心螺钉固定；C. 股骨干骨折、逆行髓内钉固定

六、注意事项

在 Lambiris Ⅰ 、Ⅱ 型中，股骨近端骨折（Garden Ⅰ 型、Ⅱ 型股骨颈骨折和转子间转子下骨折）伴股骨干骨折，可选择一体化固定（头髓钉固定）。

Lambiris Ⅰ 型中，① Garden Ⅲ 型股骨颈骨折伴股骨干骨折，可选择组合式固定（逆行髓内钉 + 空心螺钉或 DHS 固定）。②股骨近端骨折（股骨颈骨折和稳定的转子间骨折）伴股骨远端骨折，股骨远端骨折应是主骨折（leading fracture），选择组合式固定（近端空心螺钉 + 逆行髓内钉或者顺行髓内钉）或（近端 DHS + 逆行髓内钉）。

极远端的关节外骨折，最好选择逆行髓内钉固定。

多种闭合操作方法可以辅助钉道控制，减少创伤和对血供的破坏，减少并发症，有利于骨折的愈合。

内固定顺序：先简单，后复杂；先开放，后闭合；先髓内，后髓外；先远端，后近端；先临时，后确定。

（作者：王会祥、王建东；绘图：汤逸昕）

参考文献

[1] GAO K, GAO W, L I F, et al. Treatment of ipsilateral concomitant fractures of proximal extra capsular and distal femur[J]. Injury, 2011, 42(7): 675-681.

[2] LAMBIRIS E, TYLLIANAKIS M, GIANNIKAS D, et al. A new classification and treatment protocol for combined fractures of the femoral shaft with the proximal or distal femur with closed locked intramedullary nailing: clinical experience of 63 fractures[J]. Orthopedics, 2003, 26(3): 305-308.

[3] RUDEN C, TAUBER M, WOLTMANN A, et al. Surgical treatment of ipsilateral multi-level femoral fractures[J]. J Orthop Surg Res, 2015, 10: 7.

[4] ROBERT F, OSTRUM R F. TORNETTA P, et al. Ipsilateral proximal femur and shaft fractures treated with hip screws and a reamed retrograde intramedullary nail[J]. Clin Orthop Relat Res, 2014, 472(9): 2751-2758.

[5] BALI K, GAHLOT N, AGGARWAL S, et al. Cephalomedullary fixation for femoral neck/intertrochanteric and ipsilateral shaft fractures: surgical tips and pitfalls[J]. Chin J Traumatol, 2013, 16(1): 40-45.

[6] OLSEN M, GOSHULAK P, CROOKSHANK M C, et al. Biomechanical testing of a 3-hole versus a 4-hole sliding hip screw in the presence of a retrograde intramedullary nail for ipsilateral intertrochanteric and femur shaft fractures[J]. J Orthop Trauma, 2018, 32(8): 419-424.

[7] BOULTON C L, POLTALK A N. Special topic: Ipsilateral femoral neck and shaft fracture-does evidence give us answer[J]? Injury, 2015, 46(3): 698-702.

[8] CHRISTINA L, BOULTON, ANDREW N. Special topic: Ipsilateral femoral neck and shaft fracture-does evidence give us answer[J]? Injury, 2015, 46(3): 698-702.

[9] HARPER M C. Ipsilateral fractures of the femoral neck and shaft[J]. J Bone Joint Surg Am, 1984, 66(7): 1143-1144.

[10] WATSON J T, MOED B R. Ipsilateral femoral neck and shaft fractures: complications and their treatment[J]. Clin Orthop Relat Res, 2002, (399): 78-86.

[11] LIU H, WU J, LIN D, et al. Results of combining intramedullary nailing and plate fixation for treating segmental femoral fractures[J]. ANZ J Surg, 2019, 89(4): 325-328.

[12] Douša P, BARTONICEK J, LUWACEK L et al. Ipsilateral fractures of the femoral neck, shaft and distal end: long-term outcome of five cases[J]. Int Orthop, 2011, 35(7): 1083-1088.

第四篇
胫腓骨

第十三章

胫骨干骨折合并同侧胫骨平台骨折的髓内钉治疗

一、概述

同侧胫骨平台合并胫骨干骨折占胫骨干骨折的 3.2%，占胫骨平台骨折的 8.4%。

特点为：①损伤重，多由高能量损伤所致；②固定困难，单一内固定器械通常很难有效地固定两部分骨折。双焦点骨折指胫骨平台骨折合并胫骨干骨折。

二、骨折形式

此类骨折的形式有：①胫骨平台 + 胫骨干近段骨折；②胫骨平台 + 胫骨干中段骨折；③胫骨平台 + 胫骨干远端骨折。

胫骨平台骨折常用 Schatzer 分型，胫骨干骨折常用 AO 分型。

三、骨折移位的特点

若忽视胫骨干和同侧平台骨折伴随膝关节韧带的损伤，易导致术后发生膝关节不稳及创伤性关节炎，因此，不仅需注意对胫骨平台骨折力争做到解剖复位和坚强固定，同时更应强调膝关节韧带损伤的诊断和修复。

四 、髓内钉治疗的适应证

除非无明显移位的稳定骨折或不全骨折，所有的胫骨干骨折合并同侧胫骨平台骨折均应手术治疗。能否用髓内钉治疗，主要看平台骨折的情况。

五 、髓内钉治疗的禁忌证

1.髓腔明显狭窄。

2.胫骨平台骨折累及胫骨结节，导致髓内钉进钉后胫骨结节游离，伸膝装置受损。

3.存在患者膝部软组织或骨组织感染不能早期控制的情况。

六 、手术要点

1.术前三维 CT 和 MRI   这类骨折受到的暴力大，骨折类型复杂。手术前除常规拍 X 线片外，三维 CT 对平台骨折关节面骨折的判定、手术复位的步骤都有很好的作用。由于平台骨折合并胫骨干骨折，暴力大常常会造成膝关节周围韧带的损伤，术前行 MRI 检查非常有必要。

2.先复位平台骨折，再植入髓内钉   对于这类骨折，仍要将平台关节面的解剖复位放在第一位，因此，我们首先确保平台骨折的解剖复位，然后再行胫骨干的髓内钉手术（图 13-1 ）。

3.髌上入路   经髌上入路第三代新型髓内钉除了具有对干骺端骨折良好的固定外，还有手术体位上的优势。它可以在半屈曲位置钉，便于胫骨复位固定的同时减少对复位后平台骨折的骚扰。因此，我们推荐用髌上入路方法固定。

4.术前计算机辅助规划（有条件可选择）   这类骨折的复杂性，在于我们常规的术前规划很难做。如果有条件，做术前计算机辅助规划，有利于手术步骤更完善、更详尽，并能规避手术突发情况而造成手术时间延迟等问题。

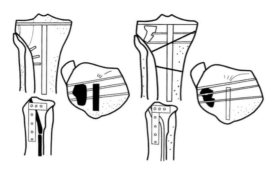

图 13-1　组合式内固定治疗胫骨平台骨折伴胫骨干骨折

5.术前三维打印（有条件可选择）　有条件的医院，术前可以行三维打印，直视下观察平台骨折和胫骨干骨折的移位情况，并可以通过三维模型进行简单的模拟复位，更有利于医生与患者及家属术前谈话。

病例 1

病例特点：Schatzer Ⅱ型胫骨平台骨折合并同侧开放性胫骨中段骨折（AO 分型 42B2 型，Gustilo Ⅲ型）（图 13-2）。

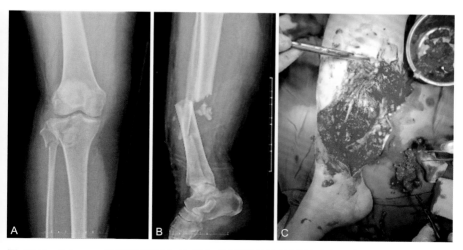

图 13-2　Schatzer Ⅱ型胫骨平台骨折合并同侧开放性胫骨中段骨折。A. 术前正位；B. 术前侧位；C. 创面照片

术中使用技术：①一期外固定支架固定，创面清创、封闭式负压引流术（vacuum sealing drainage，VSD）并覆盖；②二期行平台钢板＋髓内钉固定；③术前计算机辅助规划。

一期行创面清创＋外固定支架临时固定（图 13-3A、B）。

术前计算机辅助规划，明确进针点皮质完整（图 13-4）。

术前计算机辅助规划，重建骨折模型，通过计算机辅助规划胫骨平台骨折复位克氏针的固定方向（图 13-5）。

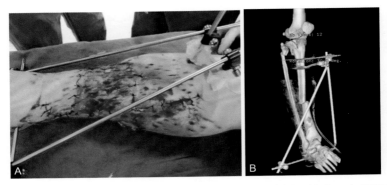

图 13-3　一期行创面清创＋外固定支架临时固定。A. 清创、植皮、支架固定后；B. 支架固定后三维 CT

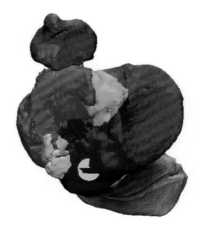

图 13-4　胫骨平台骨折三维 CT

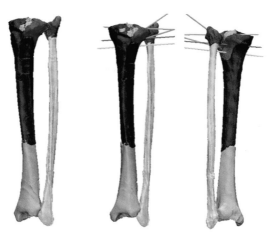

图 13-5　计算机模拟复位固定

　　计算机辅助规划胫骨平台骨折钢板固定后，再插入髓内钉，以免钢板螺钉位置冲突（图 13-6）。

　　清创术后 2 周，小腿中段脱套皮肤基本存活，局部无感染，遂行二次手术，去除外固定支架，行胫骨平台骨折钢板内固定＋胫骨干骨折髓内钉内固定（图 13-7）。

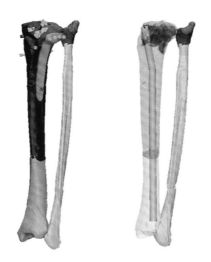

图 13-6　计算机模拟髓内钉与钢板放置

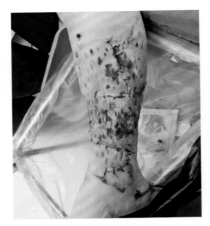

图 13-7　清创术后 2 周

取仰卧位，屈膝 30°～40°，选择髌上入路髓内钉＋胫骨平台外侧 S 形切口（图 13-8）。

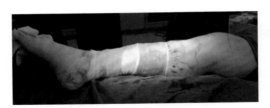

图 13-8　手术体位

先行胫骨平台骨折切开复位，用克氏针临时固定胫骨平台骨折（图 13-9）。

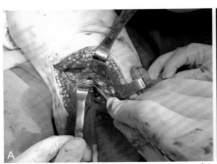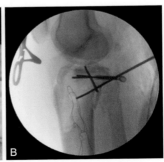

图 13-9　切开复位及内固定。A. 胫骨平台切开复位；B. 克氏针临时固定

　　经髌上入路植入髓内钉导针，正、侧位透视，确定导针位置正确（图 13-10 ）。

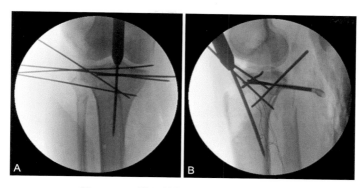

图 13-10　植入导针。A. 正位；B. 侧位

　　近端扩髓，临时固定克氏针不干扰髓内钉钉道（图 13-11 ）。

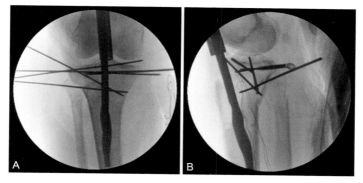

图 13-11　克氏针不影响扩髓。A. 正位；B. 侧位

　　牵引复位后，经过骨折线插入髓内钉导针（图 13-12 ）。

　　插入髓内钉，侧位透视确定髓内钉钉尾深度不高于分水岭（图 13-13 ）。

　　将髓内钉穿过骨折端，正、侧位透视见骨折复位良好（图 13-14 ）。

　　正、侧位透视髓内钉远端位置（图 13-15 ）。

　　先植入近端锁钉，通过正、侧位透视证实螺钉在位，长短合适（图 13-16 ）。

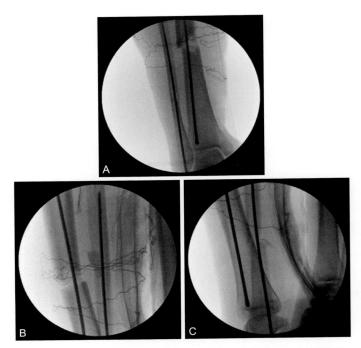

图 13-12　导针进入远端髓腔。A.正位；B.侧位；C.远端位置

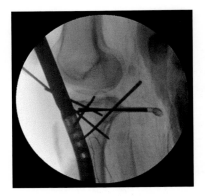

图 13-13　髓内钉尾部高度

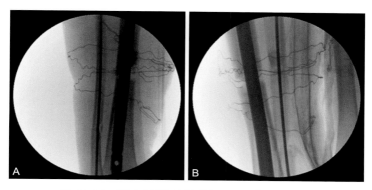

图 13-14 髓内钉通过骨折端。A. 正位；B. 侧位

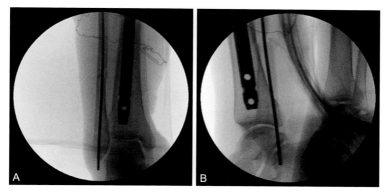

图 13-15 髓内钉远端位置。A. 正位；B. 侧位

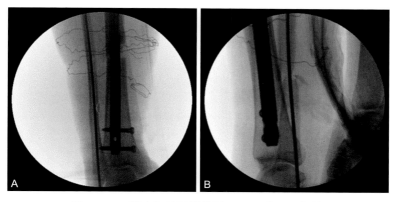

图 13-16 髓内钉达远端位置。A. 正位；B. 侧位

植入近端锁钉，通过正、侧位透视证实螺钉在位，长短合适（图13-17）。

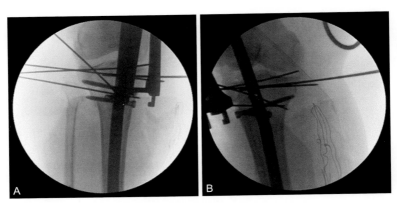

图 13-17 髓内钉近端锁钉。A.正位；B.侧位

植入外侧平台钢板（图 13-18）。

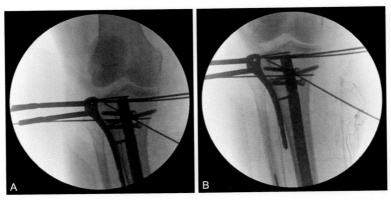

图 13-18 安置钢板，螺钉固定。A.从关节面观察；B.从胫骨上段观察

　　植入外侧平台钢板螺钉，干部以半皮质螺钉固定，去除临时固定克氏针（图 13-19）。

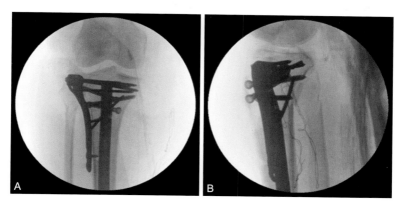

图 13-19　钢板远端单皮质固定。A. 正位；B. 侧位

　　术后膝关节正、侧位 X 线片示关节面平整（图 13-20）。

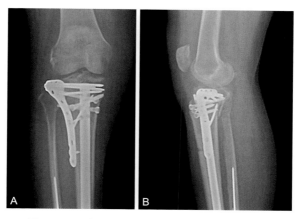

图 13-20　术后近端 X 线片。A. 正位；B. 侧位

术后 X 线片示胫骨干骨折解剖复位（图 13-21）。

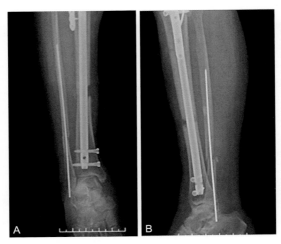

图 13-21　术后骨折端及远端 X 线片。A. 正位；B. 侧位

术后三维 CT 重建见图 13-22。

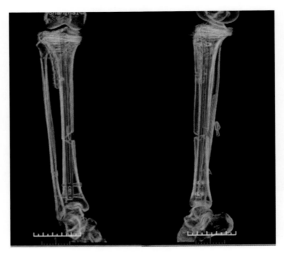

图 13-22　术后三维 CT 重建

病例 2

病例特点：Schatzer Ⅳ型胫骨平台骨折伴胫骨干下段粉碎性骨折（AO-42C3，图 13-23）。

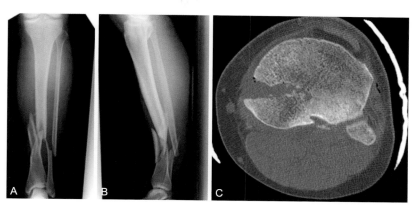

图 13-23　术前影像学资料。A. 正位 X 线片；B. 侧位 X 线片；C. CT

治疗中使用的技术有：

（1）一期石膏托临时外固定。

（2）二期行内后平台钢板固定 + 髓内钉固定。

（3）不影响髓内钉进钉的平台可以先用髓内钉、后用平台钢板固定。

术后 X 线片示胫骨平台骨折复位固定优良，胫骨干骨折对位、对线优良（图 13-24）。

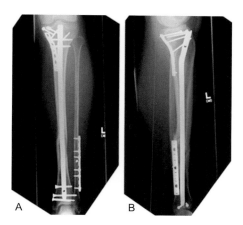

图 13-24　术后 X 线片。A. 正位；B. 侧位

七、总结

（1）合并胫骨平台骨折的胫骨干骨折不是使用髓内钉的禁忌证。

（2）解剖上，胫骨平台关节面下方的支撑螺钉不影响胫骨髓内钉的入口钉道。

（3）一般建议先用克氏针临时固定复位胫骨平台骨折，然后用髓内钉固定胫骨干骨折，最后通过钢板固定胫骨平台骨折。

（4）新型胫骨髓内钉，近端有多枚多平面锁钉，有利于加强固定累及干骺端的胫骨平台骨折。

（5）采用计算机辅助术前规划，使手术更精确。

（作者：吕飞、王建东；绘图：汤逸昕）

参考文献

[1] KUBIAK E N, CAMUSO M R, BAREI D P, et al. Operative treatment of ipsilateral noncontiguous unicondylar tibial plateau and shaft fractures: combining plates and nails[J]. J Orthop Trauma, 2008, 22(8): 560-565.

[2] 田生杰，王秀会，陆耀刚，等 . 空心钉结合髓内钉固定治疗同侧胫骨平台伴胫骨干骨折 [J]. 中国骨与关节损伤杂志，2013, 28(12): 1149-1151.

[3] 王大璐，陈杰，杨佐明，等 . 髓内钉联合钢板内固定治疗胫骨平台骨折伴胫骨干骨折 [J]. 中国骨与关节损伤杂志，2016, 31, (4): 428-429.

[4] DOODY O, GIVEN M F, LYON S M. Extremities-indications and techniques for treatment of extremity vascular injuries[J]. Injury, 2008, 39(11): 1295-1303.

第十四章

胫骨近端关节外骨折的髓内钉治疗

一、概述

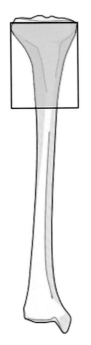

图 14-1　胫骨近端关节外骨折范围

　　以内、外侧关节线宽度为水平边，该宽度的 1.5 倍为垂直边，由此构成一个矩形范围。发生在此范围内、未累及膝关节的骨折称为胫骨近端关节外骨折。

二、AO 骨干骨折分型

1. A 型　简单骨折。一处单独的环绕骨干的破裂，只有 2 个骨折块。
A1：简单螺旋形骨折。
A2：简单斜行骨折，即骨折面与长骨垂线的夹角 >30°。
A3：简单横行骨折，即骨折面与长骨垂线的夹角 <30°。
2. B 型　楔形骨折。有一块以上的中间骨片，复位后主要骨折块之间有骨皮质接触，基本恢复了长度和力线。楔形骨折可以是完整的，也可以是粉碎的（图 14-2）。

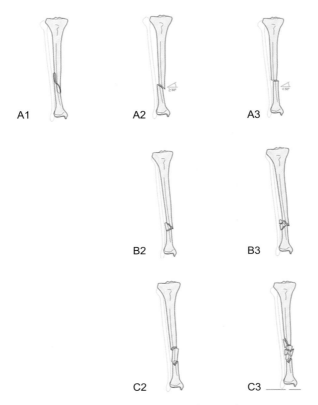

图 14-2　胫骨干骨折 AO 分型

B2：折弯楔形骨折，或三角形挤压楔形骨块，多由折弯暴力造成。

B3：粉碎楔形骨折，或中间楔形骨块，多由折弯暴力造成的粉碎。

3. C 型　复杂骨折。有一块以上的中间骨片，复位后主要骨折块之间没有接触。

C2：复杂多节段骨折，即在 2 个水平的骨干骨折，复位后中间骨折段与两侧的主骨折段接触都达到主骨折段周径的 50% 以上，中间骨折段还可伴有 1 或 2 个额外的楔形骨折片。

C3：复杂不规则骨折，有大量不规则的中间骨折块。

三、骨折移位的特点

股四头肌及鹅足的牵拉将导致不同程度的畸形（图 14-3）：

（1）易向前成角畸形：受伸膝装置牵拉。

（2）易外翻成角畸形：受鹅足及腘绳肌牵拉。

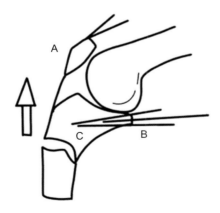

图 14-3　胫骨骨折移位。A. 股四头肌 - 髌韧带牵拉；B. 腘绳肌牵拉；C. 鹅足牵拉

四、髓内钉治疗的适应证

AO 分型：41A1—3 型，所有能耐受手术的患者（图 14-4）。

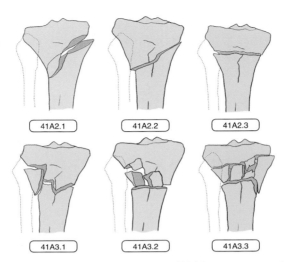

图 14-4　AO 骨折分型：A2.1—A 2.3 型骨折，A3.1—A3.3 型骨折

五、髓内钉治疗的禁忌证

1. 胫骨中段髓腔明显狭窄。

2. 膝关节切口附近软组织感染。

3. 既往有胫骨骨折、畸形愈合、髓腔不通或远近端胫骨髓腔不在同一轴线上。

六、手术要点

1. 选择正确的髓内钉进针点，确保进针点位于胫骨上端安全区内。

2. 安全区是指胫骨髓腔中心在胫骨上端的透射点，进针点不能破坏前交叉韧带止点及周围的半月板组织。

3. 术中获取标准的正、侧位 X 线影像对正确置钉至关重要（图 14-5）。

（1）正位片要求：胫骨平台外侧缘与胫骨轴线的平行线平分腓骨头。

（2）侧位片要求：腓骨头位于胫骨分水岭。

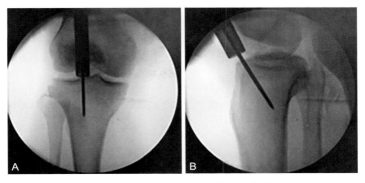

图 14-5　开口点。A.正位；B.侧位

4.需采用多种辅助技术，辅助复位胫骨近端骨折，例如：①辅助钢板固定；②外支架辅助复位；③阻挡钉；④经皮钳夹技术。

病例 1
病例特点：胫骨上段骨折，干骺端粉碎，AO 分型 42C 型（图 14-6）。
术中使用技术：①髌上入路；②阻挡钉技术。
1.手术体位及入路　平卧位，屈膝 30°~40°，髌上入路。

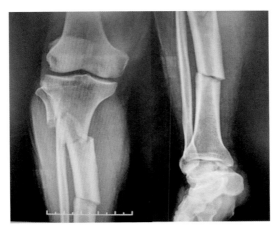

图 14-6　胫骨多段骨折

2. 影像增强器

（1）在牵引状态下维持力线，用克氏针分别体外标记骨折断端。

（2）正位透视示力线维持良好，侧位透视示骨折向前成角畸形（图14-7）。

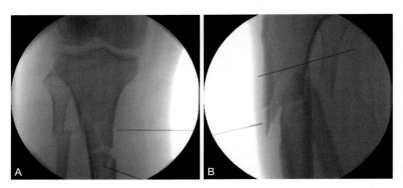

图 14-7　牵引状态。A. 正位；B. 侧位

正确定位导针的位置（图 14-8）：正位位于外侧髁间棘的内侧缘，侧位位于分水岭。

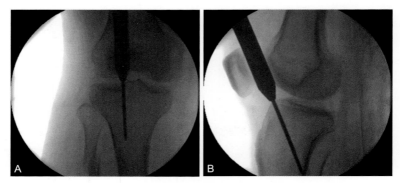

图 14-8　确认且位置正确。A. 正位；B. 侧位

插入"复位手指"器（复位杆）后，骨折移位增加。正位易产生外翻成角畸形，侧位复位手指不宜过深，否则容易从后方骨折线穿出（图14-9）。

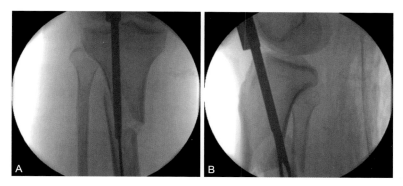

图 14-9 用"复位手指"复位。A. 正位；B. 侧位

在侧位打入阻挡作用的克氏钉，辅助闭合复位，纠正近端向前成角。在正位将阻挡钉置于导针外侧，纠正近端内侧移位（图 14-10A）。打入阻挡钉辅助闭合复位，在侧位将阻挡钉置于导针后侧，纠正近端向前成角（图 14-10B）。

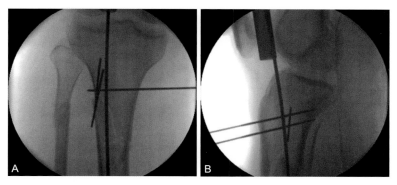

图 14-10 打入克氏针。A. 正位，在导针外侧打入克氏针；B. 侧位，在导针后侧打入克氏针

将导针闭合插入，通过中段骨折端至胫骨远端（图 14-11）。

在正位片上远端导针位于踝关节中点（图 14-12）。

侧位上导针位于穹窿顶点（图 14-13）。

插入髓内钉，正、侧位透视见骨折对位良好（图 14-14）。

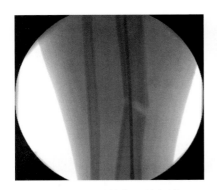

图 14-11   导针位于骨折端

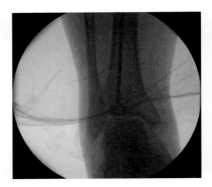

图 14-12   导针达远端髓腔

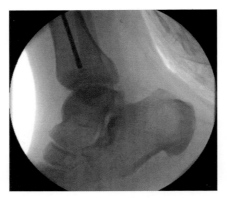

图 14-13   导针位于踝关节上方中央

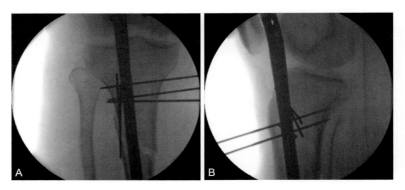

图 14-14   插入髓内钉。A. 正位；B. 侧位

　　透视见远端位置及骨折复位满意（图 14-15A），侧位透视显示髓内钉紧贴胫骨前侧皮质，向前成角畸形基本纠正（图 14-15B）。

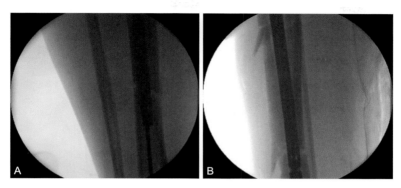

图 14-15　髓内钉通过骨折端髓腔。A.正位；B.侧位

髓内钉远端位于踝关节中央上方（图 14-16）。

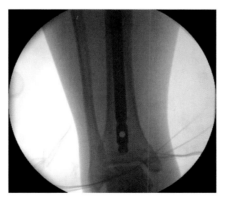

图 14-16　髓内钉位于踝关节中央上方

拧入远近端锁钉及尾帽（图14-17）。

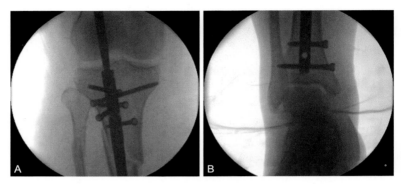

图14-17　远近端锁定。A.近端锁定＋尾帽；B.远端锁定

术后复查正、侧位X线片，示骨折复位固定优良（图14-18）。

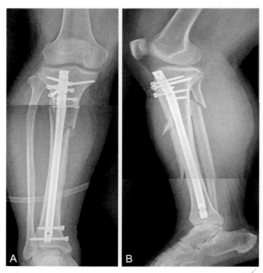

图14-18　术后X线片示骨折复位固定优良。A.正位片；B.侧位片

术后 1 年，正、侧位 X 线片示骨折愈合（图 14-19）。

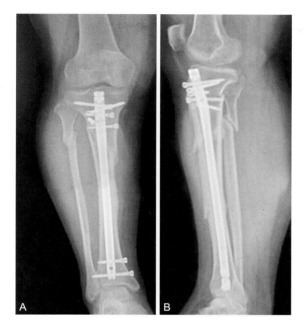

图 14-19　术后 1 年 X 线片。A. 正位；B. 侧位

病例 2

病例特点：胫骨多段骨折，累及干骺端，AO 分型 41A ＋ 43A（图 14-20）。

术中使用技术：①髌上入路；②近端辅助钢板固定技术；③远端阻挡钉技术；④经皮钳夹技术。

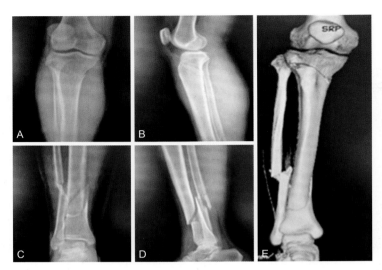

图 14-20   术前影像资料。A. 胫骨上端正位；B. 胫骨上端侧位；C. 胫骨下端正位；D. 胫骨下端侧位；E. 胫骨三维 CT 片

在胫骨近端前内侧做微创切口，钢板固定（图 14-21）。

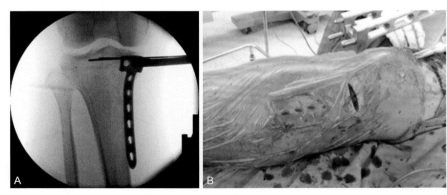

图 14-21   术中先行钢板固定。A. 透视确认钢板位置；B. 术中切口照片

术中透视示近端骨折解剖复位固定（图 14-22 ）。

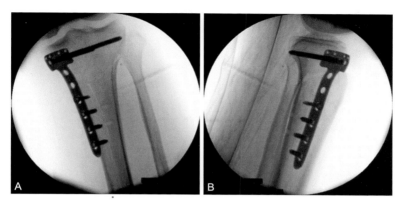

图 14-22　钢板固定。A.正位；B.侧位

通过髌上入路插入导针，近端内侧钢板螺钉不可以干扰导针的植入（图 14-23 ）。

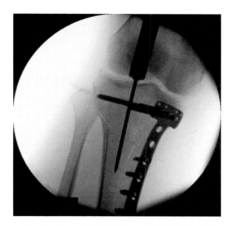

图 14-23　插入导针，确认位置正确

下段骨折经皮钳夹复位后插入导针，正位透视见下段骨折解剖复位，导针位于髓腔中央，导针头端位于穹隆顶（图 14-24）。

侧位透视见下段骨折对线良好，但向后移位，导针位于髓腔前侧（图14-25）。

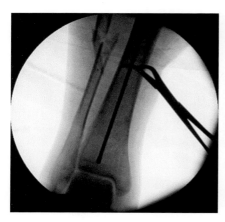 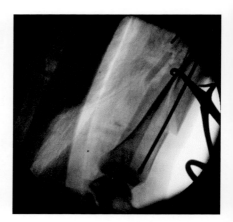

图 14-24　经皮钳夹复位插入导针，正位透视示位置良好

图 14-25　侧位透视示导针偏前

远端前后向临时植入直径 2.5 mm 的克氏针作为阻挡钉（图 14-26）。

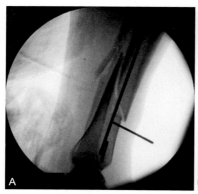 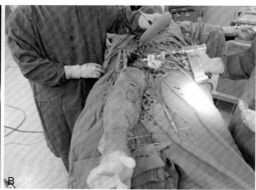

图 14-26　植入克氏针。A. 侧位时于导针前植入阻挡克氏针；B. 术中照片

　　扩髓时通过狭窄段即停止，不再扩向干骺端。狭窄段扩髓结束后确定髓内钉直径，然后插入髓内钉，在干骺端进入骨松质时采用锤击植入。如果经过阻挡钉时遇阻，用与髓内钉直径相同的髓腔锉扩髓后再插入髓内钉（图14-27）。

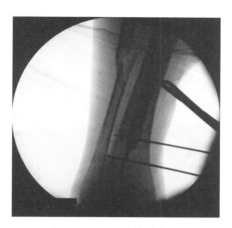

图14-27　远端扩髓位置

　　插入髓内钉，顶端至骨骺线。正位透视见下段骨折解剖复位，髓内钉位于髓腔中央（图14-28A）。侧位透视见向后移位的下段骨折已解剖复位，髓内钉位于髓腔中央（图14-28B）。

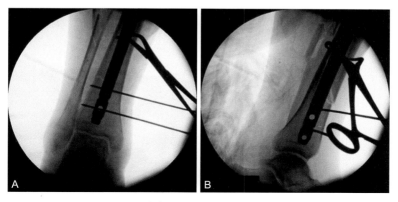

图14-28　髓内钉达远端。A.正位；B.侧位

采用磁力导航下 2 枚远端锁定螺钉由内向外与主钉交锁固定（图14-29）。

采用磁力导航下远端锁定螺钉 1 枚前后向与主钉交锁固定。远端多枚螺钉与主钉多平面固定多方向交锁固定（图 14-30）。

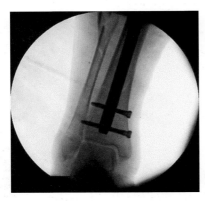

图 14-29　远端锁定后正位透视

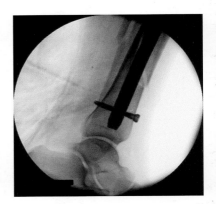

图 14-30　远端锁定后侧位透视

近端多平面多枚锁钉固定，钢板远端 2 枚螺钉改单皮质为双皮质固定（图 14-31）。

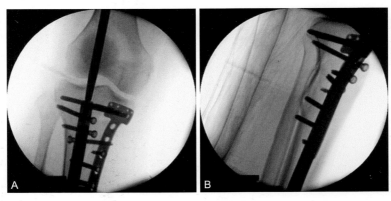

图 14-31　近端完成锁定 + 尾帽。A. 正位；B. 侧位

术后 1 年复查正、侧位 X 线片，示骨折愈合良好（图 14-32）。

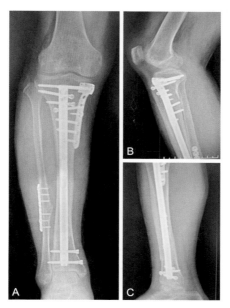

图 14-32　术后 1 年 X 线片。A. 正位；B. 胫骨上端侧位；C. 胫骨中下端侧位

病例 3

胫骨骨折，AO/OTA 42B3a（图 14-33）。

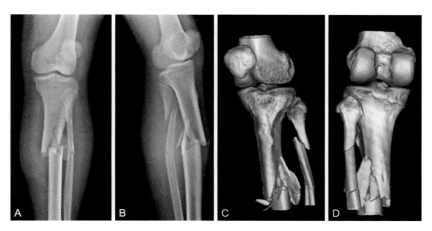

图 14-33　术前影像资料。A、B. X 线片；C、D. 三维 CT

应用技术：髌上入路，阻挡钉技术。

正位示近端向内侧移位，侧位示近端向前成角（图 14-34 ）。

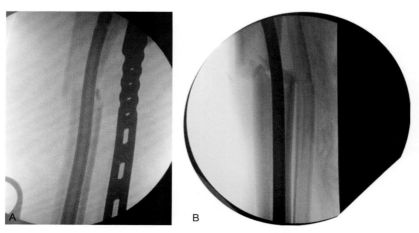

图 14-34　术中插入髓内钉后。A. 正位示近端向内侧移位；B. 侧位示近端向前成角

仍然是锐角侧植入克氏针充当 Blocking Screws 占位作用。正位透视见骨折对位良好，侧位透视示近端向前移位基本恢复。完成全部锁定后拔除阻挡克氏针（图 14-35 ）。

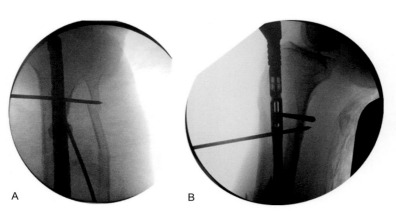

图 14-35　打入阻挡克氏针后重新插入髓内钉。A. 正位；B. 侧位

术后复查正、侧位 X 线片，示骨折复位良好，完成交锁固定后即使没有最终植入阻挡钉，位置也可以得到良好的维持（图 14-36）。

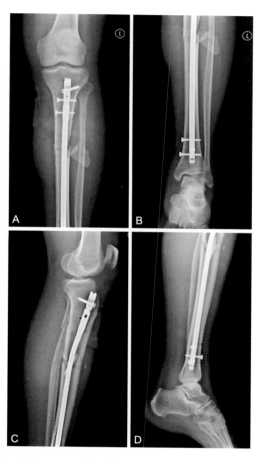

图 14-36 术后 X 线片。A. 正位近端；B. 正位远端；C. 侧位近端；D. 侧位远端

七、总结

（1）对于胫骨近端骨折（关节外），钢板或髓内钉均可选择。

（2）髓内钉固定技术要求更高。

（3）需使用辅助复位技术。

（4）建议选择经髌上入路新型胫骨髓内钉，远近端有多枚多平面锁定螺钉，以加强螺钉在干骺端的把持力。

（5）对软组织的保护：髓内固定优于钢板固定。

（6）对于伴有胫骨近端骨折的胫骨多段骨折，髓内钉更有优势。

（7）髓内钉对医生的个人经验和技术要求更高。

（作者：吴剑宏、王建东、顾海伦；绘图：汤逸昕）

参考文献

[1] MEENA R C, MEENA U K, GUPTA G L, et al. Intramedullary nailing versus proximal plating in the management of closed extra-articular proximal tibial fracture: a randomized controlled trial[J]. J Orthop Traumatol, 2015, 16(3): 203-208.

[2] FRANKE J, HOMEIER A, METZ L, et al. Infrapatellar vs. suprapatellar approach to obtain an optimal insertion angle for intramedullary nailing of tibial fractures[J]. Eur J Trauma Emerg Surg, 2018, 44 (6), 927-938.

[3] WILLIAMSON M, ILIOPOULOS E, WILLIAMS R, et al. Intra-operative fluoroscopy time and radiation dose during suprapatellar tibial nailing versus infrapatellar tibial nailing[J]. Injury, 2018, 49 (10): 1891-1894.

[4] ZAMORA R, WRIGHT C, SHORT A, et al. Comparison between suprapatellar and parapatellar approaches for intramedullary nailing of the tibia. Cadaveric Study[J]. Injury, 2016, 47 (10): 2087-2090.

[5] FRANKE J, HOHENDORFF B, ALT V, et al. Suprapatellar nailing of tibial fractures-indications and technique[J]. Injury, 2016, 47 (2): 495-501.

[6] LINDVALL E, SANDERS R, THOMAS, et al. Intramedullary nailing versus percutaneous locked plating of extra-articular proximal tibial fractures: comparison of 56 cases[J]. J Orthop Trauma, 2009, 23 (7): 485-492.

[7] LI B, YANG Y H, JIANG L S. Plate fixation versus intramedullary nailing for displaced extra-articular distal tibia fractures: a system review[J]. Eur J Orthop Surg Traumatol,

2015, 25 (1): 53-63.

[8] CEREIJO C, ATTUM B, RODRIGUEZ-BUITRAGO A, et al. Intramedullary nail fixation of tibial shaft fractures: suprapatellar approach[J]. JBJS Essent Surg Tech, 2018, 1-2.

[9] Cazzato G, Saccomanno MF, Noia G, et al. Intramedullary nailing of tibial shaft fractures in the semi-extended position using a suprapatellar approach: a retrospective case series[J]. Injury, 2018, 49(3): 61-64.

第十五章 胫骨远端关节外骨折的髓内钉治疗

一、概述

胫骨远端骨折是指累及胫骨远侧干骺端（距远端骨折面 5 cm 以内）、但未涉及胫骨远端关节面的骨折。

二、骨折特点

胫骨的营养血管大部分来源于骨髓的滋养动脉，其主要血管从胫骨上、中 1/3 交界处进入骨内，中、下 1/3 的骨折使滋养动脉损伤，供应下 1/3 段的胫骨血运循环显著减少，而下 1/3 段的胫骨几乎无肌肉附着，传统的切开复位钢板内固定骨折端时又不可避免地会损伤断端残存的骨膜和软组织，造成二次损伤，导致下 1/3 的骨折愈合较慢，容易发生骨延迟愈合或不愈。

三、髓内钉治疗的适应证

髓内钉治疗的适应证为 AO 分型 43A1-3 型（图 15-1）。

四、髓内钉治疗的禁忌证

1.髓腔明显狭窄。

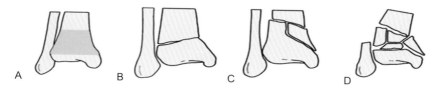

图15-1　AO分型43A1—3型。A.远端关节外骨折范围；B.A1型骨折；C.A2型骨折；D.A3型骨折

2.膝关节切口附近软组织感染。

3.既往有胫骨骨折、畸形愈合、胫骨扭曲及髓腔闭塞。

五、争议

1.胫骨远端骨折钢板及髓内钉的选择争议　胫骨远端骨折用钢板固定是传统和经典的手术，但由于胫骨远端血供相对较差，发生开放性骨折的概率高，传统采用钢板固定，并发症多，尤其骨不连和感染的发生率较高。传统的髓内钉主要适应证是 AO 分型 42。近年来由于髓内钉的发展，手术技术的提高，不少医生在治疗 AO 分型 43 骨折时选择髓内钉，理由为：①新型髓内钉在干骺端有多方向的锁定螺钉，从而提高了把持

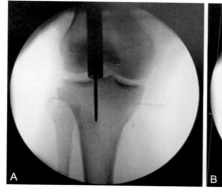
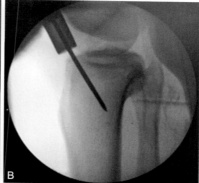

图 15-2　开口。A.正位；B.侧位

率。②髓内钉属于中心性固定，力学强度高。③髓内钉对 AO 分型 43 骨折的软组织要求低，因而尤其对于胫骨远端骨折开放伤更有优势。④手术医生的理念好，能够灵活运用各种技术辅助复位是选择髓内钉治疗的重要原因。

2.开放性骨折的确切性治疗的选择　胫骨远端非常容易发生开放性损伤。因此，有学者把胫骨远端骨折称为"三多一少"，即开放伤多、神经和肌腱多、发生骨不连的机会多，血供少。此部位开放伤在处理上棘手，非常容易发生伤口感染而导致骨髓炎。目前绝大多数学者认为：钢板只适合 Gustilo Ⅰ 型的开放性骨折，而对 Gustilo Ⅰ、Ⅱ 型尽早行清创后可行髓内钉固定。对于 Gustilo Ⅲ 型，可先处理软组织，外固定支架临时固定，待软组织条件允许后再行髓内钉固定手术。

六、手术要点

1.选择正确的髓内钉进针点，确保进针点位于胫骨上端安全区内（见第 14 章 ）。

2.合理运用阻挡钉技术。

病例 1（以髌上入路为例）

病例特点：胫骨远端螺旋形骨折伴腓骨近端骨折，向外侧移位，AO 分型 43A1（图 15-3）。

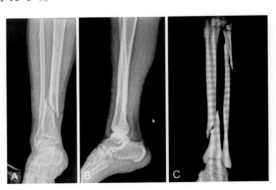

图 15-3　AO 分型 43A1 骨折。A. 术前 X 线片正位；B. 侧位；C. 术前 CT

容易发生的错误：髓内钉远端偏内、偏后，使骨折向内成角畸形（外翻畸形）、向后成角畸形。

术中使用的辅助复位技术：①经皮钳夹复位技术；②阻挡钉技术。

术前外观照片（图 15-4，箭头）。

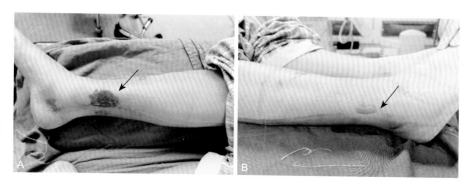

图 15-4　A. 内侧水疱；B. 外侧水疱

从胫骨骨折端内外侧可以看到张力性水疱，内侧为血性水疱。

经髌上入路，做横行 4 cm 切口（切口位置为髌骨上缘一横指左右），沿股直肌腱纵行切开，显露并切开膝关节囊，插入导针套筒（图 15-5）。

经髌上入路，经导针套筒植入髓内钉导针（图 15-6）。

正确的导针位置：在前后位上位于外侧髁间嵴的内侧缘，在侧位上位于平台与斜坡的交界处（图 15-7）。

助手徒手牵引踝关节和足跟，复位短缩移位，然后左手牵引并内旋，右手顶住骨折端复位（逆暴力机制复位）（图 15-8），并插入导针至骨折远端。

在正、侧位透视见导针位于穹顶的中央（图 15-9）。

侧位透视确定骨折端，以指导阻挡钉植入位置（图 15-10）。

植入克氏针作为阻挡钉（图 15-11）。

植入直径 2 mm 克氏针作为阻挡钉。正位透视示阻挡钉位于导针的内侧，髓腔中央偏内侧（图 15-12）。

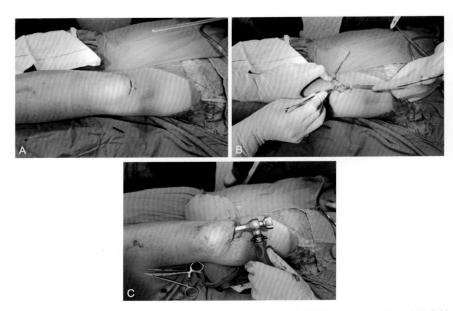

图 15-5　髌上入路。A. 皮肤切口；B. 上下牵开做股直肌腱纵行切开；C. 插入导针套筒

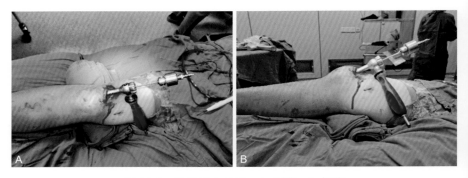

图 15-6　导针植入角度。A. 正位；B. 侧位

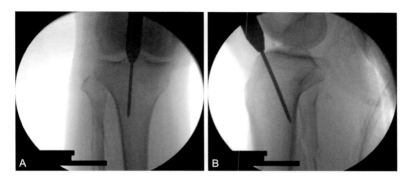

图 15-7　导针植入后透视。A. 正位；B. 侧位

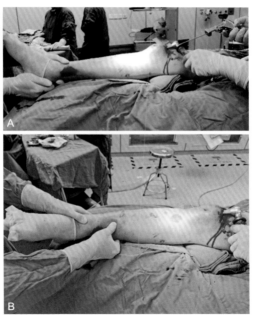

图 15-8　复位。A. 牵引复位骨折远端；B. 推顶骨折端进行复位

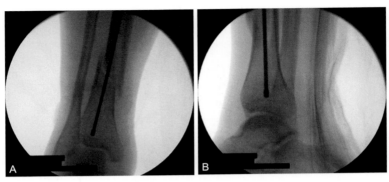

图 15-9　透视确认导针位于穹顶中央。A.正位；B.侧位

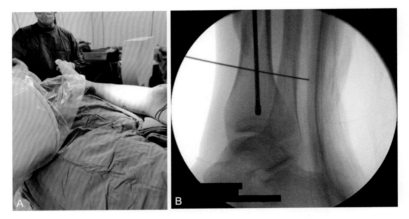

图 15-10　透视判断阻挡钉位置。A.术中照片；B.侧位透视

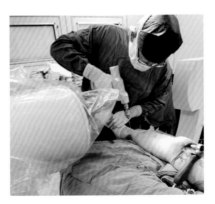

图 15-11　植入阻挡钉

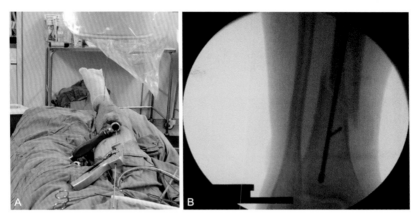

图 15-12 植入阻挡钉后。A. 术中照片；B. 透视所见

轻轻敲击导针（图 15-13），使导针膨大的头端接近软骨下骨并卡在骨松质内，避免扩髓时导针回退，测深后扩髓。扩髓时仅扩狭窄部位，远端不扩髓。

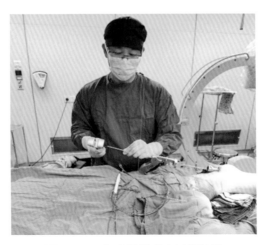

图 15-13 轻击导针进入远端髓腔

　　插入髓内钉，发现骨折复位不佳，存在外翻，说明阻挡钉位置偏内，不能控制髓内钉沿理想钉道进入远端。取出髓内钉，在第一枚阻挡钉的上外侧再植入一枚阻挡钉（图 15-14）。

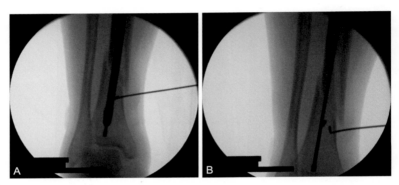

图 15-14　调整阻挡钉的位置。A. 克氏针偏内；B. 在其外侧再植入一枚阻挡钉

　　采用与髓内钉直径一致的钻头，通过阻挡钉的外侧扩髓，但不扩至远端骨松质内。插入髓内钉（图 15-15）。

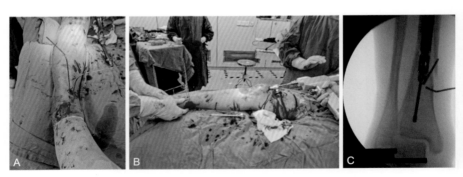

图 15-15　扩髓。A. 调整阻挡钉后照片；B. 扩髓通过克氏针后照片；C. 扩髓通过克氏针后透视

　　在经过阻挡钉时，发现骨折端的外侧皮质已经实现皮质对合（图 15-16）。

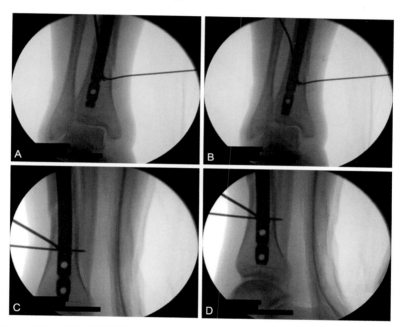

图 15-16　插入髓内钉后透视。A . 正位示骨折复位；B. 正位示远端位于踝关节上方中央；C. 侧位示骨折端复位；D. 侧位示髓内钉位于踝上中央

　　随着髓内钉的继续深入，发现骨折外翻逐渐纠正，内侧皮质实现完美对合，正、侧位透视见髓内钉处于理想的位置，骨折解剖复位。用滑锤敲击，使髓内钉远端锚入骨松质，以加强稳定性。

　　在电磁导航导引下将远端两枚水平方向的锁定螺钉和 1 枚垂直方向的锁定螺钉做髓内钉交锁固定。拔除阻挡钉（图 15-17）。

　　应用固定瞄准架植入近端 2 枚交叉锁钉，经髌上植入尾帽（图 15-18）。

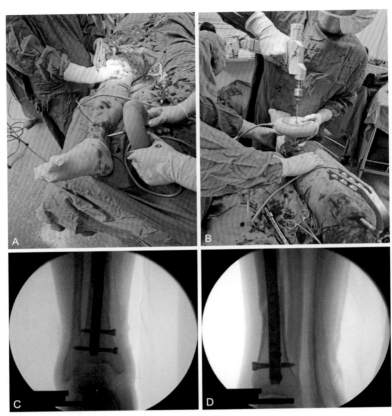

图 15-17　磁导航法远端锁定。A. 水平向 2 枚螺钉固定；B. 垂直向 1 枚螺钉固定；
C. 锁定后正位；D. 锁定后侧位

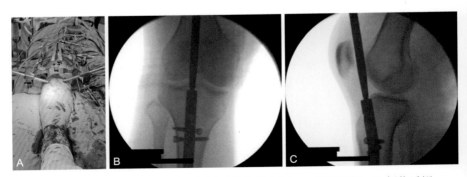

图 15-18　近端锁定。A. 瞄准架导引植入锁定钉；B. 正位透视；C. 侧位透视

用大量生理盐水冲洗关节腔，关闭切口（图 15-19）。

术后复查 X 线片，显示骨折复位良好（图 15-20）。

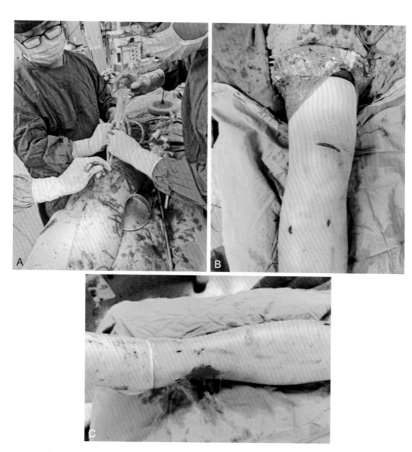

图 15-19　冲洗关节腔并关闭切口。A. 冲洗膝关节腔；B. 逐层缝合切口；C. 远端切口情况

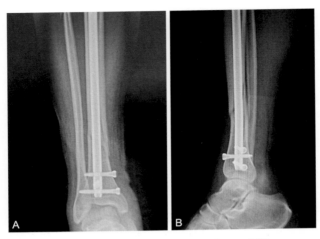

图 15-20　术后 X 线片。A. 正位；B. 侧位

病例 2

病例特点：胫骨远端斜行骨折伴内侧蝶形骨块，腓骨多段骨折，向外侧移位（图 15-21）。

AO 分型：43A2。

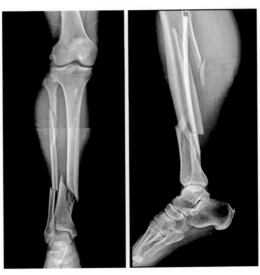

图 15-21　术前 X 线片

　　容易发生的错误：髓内钉在远断端偏内，远端偏后，使骨折向外成角畸形（内翻畸形）、向后成角畸形。

　　术中使用的技术：①经皮钳夹复位术；②阻挡钉技术。

　　对腓骨用弹性钉固定中下段骨折，胫骨下段采用经皮复位技术，经皮钳夹和阻挡钉技术复位后用髓内钉固定，多平面多枚锁钉固定（图 15-22）。

　　术后 6 个月复查正、侧位 X 线片，示骨折愈合，内固定未见松动（图 15-23）。

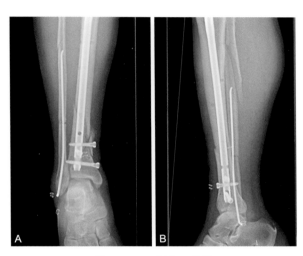

图 15-22　术后 X 线片

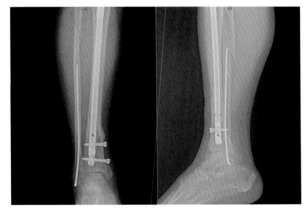

图 15-23　术后 6 个月 X 线片

病例 3

病例特点：胫骨下段节段性粉碎性骨折，腓骨多段骨折，局部软组织红肿、结痂。AO 分型 43A3+42C3（图 15-24）。

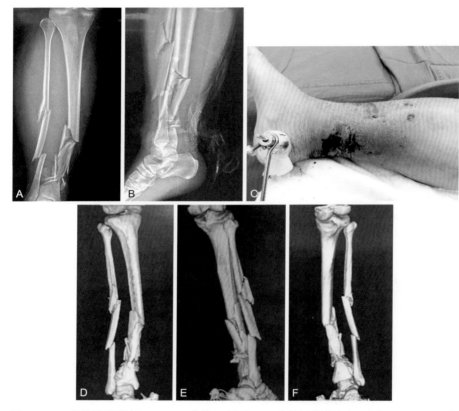

图 15-24   术前影像资料。A、B. 术前 X 线片；C. 术前局部软组织照片；D、E、F. 术前三维 CT

容易发生的错误：髓内钉在远断端偏内，远端偏后，使骨折向外成角（内翻畸形）及向后成角畸形。

术中使用的技术：①闭合牵引复位技术；②腓骨弹性钉固定以恢复胫骨长度；③阻挡钉技术。

　　牵引复位，使用弹性钉经外踝固定腓骨，恢复腓骨长度。助手牵引胫骨，初步纠正胫骨短缩。

　　插入导针至远端髓腔（图 15-25）。由于胫骨仍然存在轻度短缩和内翻，导针顶端偏内植入有利于纠正内翻（图 15-26）。

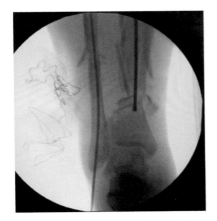

图 15-25　导针进入远端髓腔

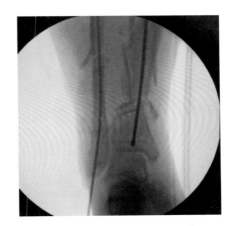

图 15-26　导针达踝关节上方中央

　　狭窄段扩髓，骨折远段不扩髓，植入髓内钉至过远骨折线，内翻已纠正（图 15-27）。

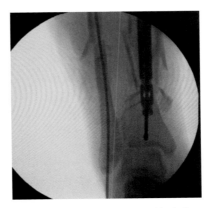

图 15-27　髓内钉进入远端髓腔

锤击髓内钉至软骨下骨，使髓内钉锚入骨松质内（图 15-28 ）。

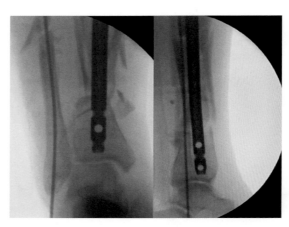

图 15-28 髓内钉达踝关节上方中央

远端使用电磁导航分别在左右向和前后向各植入 1 枚锁钉（图 15-29 ）。

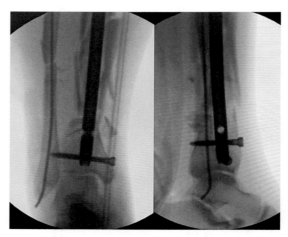

图 15-29 远端正、侧向各用 1 枚螺钉锁定

术后复查正、侧位 X 线片，示骨折对位、对线理想（图 15-30）。

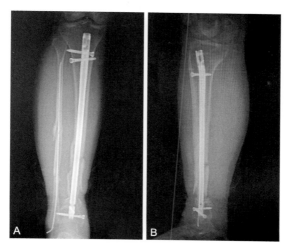

图 15-30　术后 X 线片。A. 正位；B. 侧位

术后 2 年复查 X 线片，示胫腓骨愈合（图 15-31）。

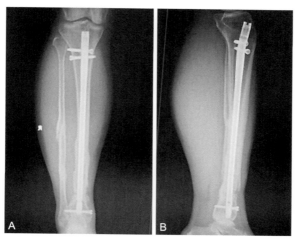

图 15-31　术后 2 年随访 X 线片。A. 正位；B. 侧位

七、总结

（1）对于胫骨远端骨折（关节外），钢板或髓内钉均可选择。

（2）对软组织的保护上，髓内固定明显优于钢板固定。

（3）髓内钉固定技术的要求更高：需使用辅助复位技术，建议经髌上入路植入髓内钉。

（4）要求多枚多平面锁钉固定远端，相比 2 枚横行锁钉固定更稳定。

（5）髓内钉对医生的个人经验和技术要求更高。

（作者：吴剑宏、王建东；绘图：汤逸昕）

参考文献

[1] 姚琦，倪杰，彭立彬，等 . 微创经皮钢板固定术与交锁髓内钉治疗胫骨远端关节外骨折疗效的观察 [J]. 中华医学杂志，2013, 93(47): 3748-3751.

[2] XUE X H, YAN S G, Cai X Z, et al. Intramedullary nailing versus plating for extra-articular distal tibial metaphyseal fracture: a systematic review and meta-analysis[J]. Injury, 2014, 45(4): 667-676.

[3] PRASAD P, NEMADE A, ANJUM R, et al. Extra-articular distal tibial fractures, is interlocking nailing an option? A prospective study of 147 cases[J]. Chin J Traumatol, 2019, 22(2): 103-107.

[4] LI B, YANG Y, JIANG L S. Plate fixation versus intramedullary nailing for displaced extra-articular distal tibia fractures: a system review[J]. Eur J Orthop Surg Traumatol, 2015, 25(1): 53-63.

[5] SEYHAN M, UNAY K, SENER N. Intramedullary nailing versus percutaneous locked plating of distal extra-articular tibial fractures: a retrospective study[J]. Eur J Orthop Surg Traumatol, 2013, 23(5): 595-601.

[6] KUBIAK E N, WIDMER B J, HORWITZ D S. Extra-articular technique for semiextended tibial nailing[J]. J Orthop Trauma, 2010, 24(11): 704-708.

[7] CASSTEVENS C, LE T, ARCHDEACON M T, et al. Management of extra-articular fractures of the distal tibia: intramedullary nailing versus plate fixation[J]. J Am Acad Orthop Surg, 2012, 20(11): 675-683.

[8] RICHARD R D, KUBIAK E, HORWITZ D S. Techniques for the surgical treatment of distal tibia fractures[J]. Orthop Clin North Am, 2014, 45(3): 295-312.

[9] RISTINIEMI J, LUUKINEN P, OHTONEN P. Surgical treatment of extra-articular or simple intra-articular distal tibial fractures: external fixation versus intramedullary nailing[J]. J Orthop Trauma, 2011, 25(2): 101-105.

第十六章 胫骨干骨折合并同侧胫骨远端关节内骨折的髓内钉治疗

一、定义

1. 胫骨干骨折合并同侧胫骨远端关节内骨折。

2. 胫骨干和同侧胫骨远端关节内骨折均可能伴随踝关节周围韧带及软组织的损伤。

3. 几乎所有的胫骨干骨折都合并同侧踝关节骨折。

同侧胫骨干骨折合并胫骨远端关节内骨折（图16-1）：①较少见，文献报道多集中在胫骨中下段骨折合并后踝骨折；②损伤重：多由高能量损伤所致；③双焦点骨折：胫骨远端关节内骨折＋胫骨干骨折。

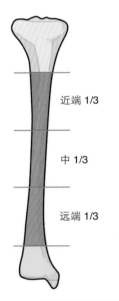

近端 1/3

中 1/3

远端 1/3

图 16-1　骨折范围示意图

二、损伤特点

1. 较少见，文献报道多集中在胫骨中下段骨折合并后踝骨折。

2. 损伤重　多由高能量损伤所致。

3. 双焦点骨折　胫骨远端关节内骨折＋胫骨干骨折。

三、骨折分型

胫骨干骨折＋胫骨远端部分关节内骨折：

1. 内踝 + 胫骨干骨折。

2. 后踝 + 胫骨干骨折。

3. 胫骨干骨折 + 胫骨远端完全关节内骨折。

四、骨折移位的特点

此类骨折往往胫骨干骨折移位明显，关节内骨折移位轻微。由于胫骨干和同侧胫骨远端关节内骨折均可能伴随踝关节周围韧带及软组织的损伤，故可导致踝关节不稳及轴向对线不良。需注意对胫骨远端关节内骨折应力争做到解剖复位及坚强固定，同时更应强调踝关节周围韧带及软组织的保护及修复。

五、髓内钉治疗的适应证

几乎所有的胫骨干骨折合并同侧踝关节骨折均可以使用髓内钉固定胫骨干，同时利用钢板、螺钉或其他内固定物治疗踝关节骨折，以兼顾手术治疗的统一性和术后功能康复的协调性。尤其适用于部分软组织损伤较重、开放性骨折（开放性胫骨骨折或者踝关节骨折）和胫骨多段骨折的患者。

六、髓内钉治疗的禁忌证

1. 胫骨干骨折合并关节面压缩塌陷的 Pilon 骨折。

2. 胫骨远端关节面及干骺端骨折块粉碎，预期钢板螺钉植入有可能影响髓内钉植入。

3. 患者存在小腿各个位置的软组织感染或骨组织感染。

七、手术要点和手术步骤（视频 7）

1. 推荐髌上入路。

2.通常选用胫骨髓内钉联合空心螺钉和（或）胫骨远端解剖钢板。

3.建议复位固定顺序：内踝和后踝骨折→胫骨干骨折→外踝骨折。

病例 1

病例特点：三踝骨折合并同侧胫骨中下段骨折（图 16-2）。

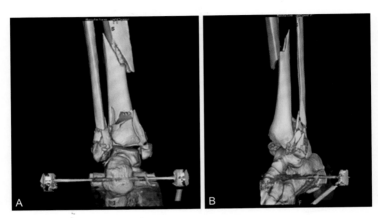

图 16-2　术前三维 CT

手术要点：

（1）一期外固定支架固定。

（2）二期行三踝骨折切开复位 + 髓内钉固定。

（3）使用拉力螺钉固定后踝骨折时，螺钉应尽量贴近软骨下骨，避免影响髓内钉的植入深度。

（4）使用钢板对内踝纵向劈裂骨折进行固定时需考虑到螺钉植入对髓内钉的阻挡，可临时予以单皮质螺钉固定，待髓内钉植入后更换双皮质螺钉。

（5）在胫骨骨折固定后再对外踝粉碎性骨折行腓骨钢板固定。

体位：取仰卧位，患侧臀部可垫高，以调整下肢的内外旋，适应不同的手术入路。

入路：内踝可采用内侧入路。若同时合并后踝骨折，也可应用后内侧入路。外踝采用常规的外侧入路，根据具体情况可偏前或者偏后。复位踝关节骨折，用克氏针临时固定（图 16-3）。

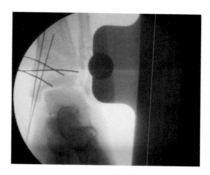

图 16-3　克氏针临时固定

手术步骤：

（1）用空心螺钉固定后踝及内踝骨折（图 16-4）。

（2）插入髓内钉导针（图 16-5）。

植入阻挡钉和远端交锁钉。

正、侧位透视示螺钉在位，长短合适，骨折断端复位良好（图 16-6）。

阻挡钉的植入技巧可参考前述章节，可利用一根或多根 2 mm 克氏针作为阻挡钉辅助复位。

复位并固定外踝（图 16-7），冲洗并关闭切口。

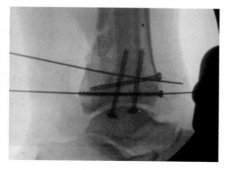

图 16-4　内、后踝空心螺钉固定

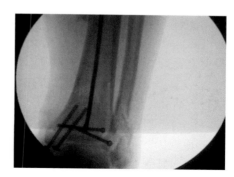

图 16-5　插入髓内钉导针

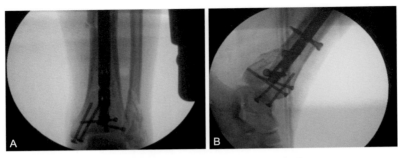

图 16-6　插入髓内钉。A. 正位；B. 侧位

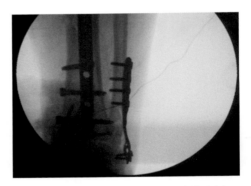

图 16-7　远端锁定＋外踝钢板螺钉固定

病例 2

患者男，45 岁，司机，交通事故后右小腿开放性骨折（Gustilo Ⅰ 型）合并肠系膜血管破裂，腓骨多段骨折（图 16-8）。

一期行外固定支架固定。三维 CT 重建示胫骨下段累及关节面，腓骨节段性骨折（图 16-9）。

CT 断层扫描示胫骨干骺端粉碎性骨折累及关节面，关节面无塌陷，AO 分型 43C2（图 16-10）。

先切开复位固定外踝，恢复胫骨长度（图 16-11）。

用克氏针临时固定胫骨关节面骨块，使 C 型骨折变为 A 型骨折（图 16-12）。

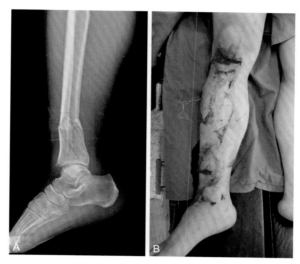

图 16-8　右小腿开放性骨折，腓骨多段骨折。A. 术前 X 线片；B. 局部软组织情况

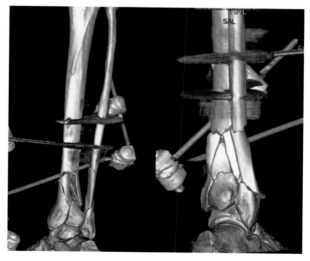

图 16-9　术前三维 CT

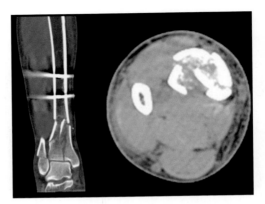

图 16-10　术前 CT 平扫与二维图像

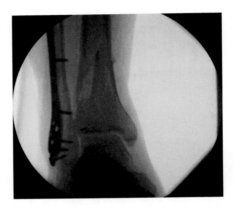

图 16-11　外踝、腓骨下段钢板螺钉固定

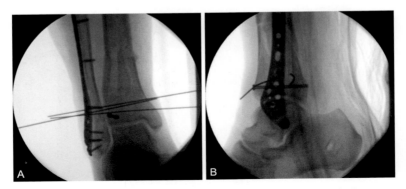

图 16-12　用克氏针临时固定胫骨关节面。A. 正位；B. 侧位

用多枚空心拉力螺钉固定关节面骨折块。注意拉力螺钉的分布，防止螺钉妨碍随后髓内钉的插入（图 16-13）。

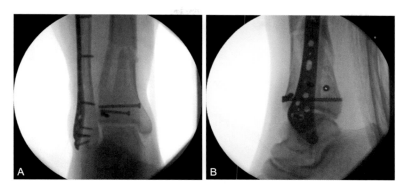

图 16-13　用空心拉力螺钉固定胫骨远端关节面。A. 正位；B. 侧位

通过髌上入路植入髓内钉导针，正、侧位透视证实进针点正确，近端开口后插入髓内钉导针至骨折远端，经透视证实髓内钉深度正确（图 16-14）。

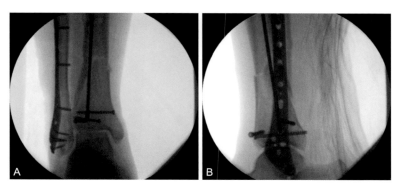

图 16-14　髓内钉导针达远端髓腔。A. 正位；B. 侧位

胫骨狭窄段扩髓后确定髓内钉的直径，选择与此直径匹配的髓腔锉扩髓至胫骨远端，插入髓内钉至骨骺线。在电磁导航引导下将多枚远端螺钉多平面、多方向与主钉交锁固定（图 16-15）。

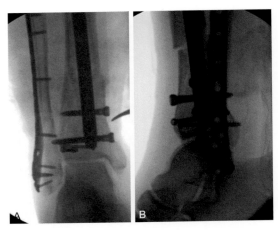

图 16-15　术毕时透视。A. 正位；B. 侧位

术后正、侧位 X 线片显示髓内钉位置良好，骨折复位良好（图 16-16）。

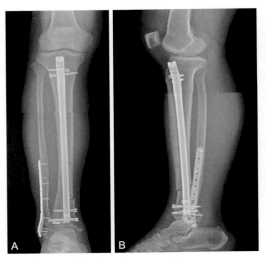

图 16-16　术后 X 线片。A. 正位；B. 侧位

术后 6 个月，显示膝踝关节伸屈功能良好（图 16-17）。

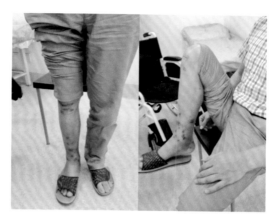

图 16-17　术后 6 个月随访功能状况

八、总结

1.累及关节面的简单胫骨远端干骺端骨折不是髓内钉治疗的禁忌证。

2.胫骨干骨折合并胫骨远端关节内骨折，可选择髓内钉治疗，对软组织的保护明显优于钢板固定，但需要严格把握适应证。

3.合并的胫骨远端关节内骨折需要各种辅助复位和固定技术。

（作者：吕飞、王建东）

参考文献

[1] HABERNEK H, WALCH G. Inzidenz, Therapie und Ergebnisse von kombinierten Sprunggelenks- und Schienbeinschaftbrüchen [The incidence, therapy and results of combined ankle joint and tibial shaft fractures] [J]. Unfallchirurg, 1989, 92(6): 287-290.

[2] HOU Z, ZHANG Q, ZHANG Y, et al. A occult and regular combination injury: the posterior malleolar fracture associated with spiral tibial shaft fracture[J]. J Trauma,

2009, 66(5): 1385-1390.

[3]　KEMPEGOWDA H, MANIAR H H, RICHARD R, et al. Posterior malleolar fractures associated with tibial shaft fractures and sequence of fixation[J]. J Orthop Trauma, 2016, 30(10): 568-571.

[4]　PROBE R. Semiextending nailing for combined shaft and ankle injuries of the leg[J]. J Orthop Trauma, 2016, 30 (2): 37-38.

第五篇
护理与康复

第十七章　疼痛管理

治疗创伤骨科患者的目的是尽早地恢复患肢功能，医疗、护理的工作都是围绕这个目的进行的。在此过程中，除了相应的各项护理宣教外，还应正确指导患者进行功能锻炼，促进关节功能的恢复，减轻疼痛，保证患者的舒适性。

围术期疼痛是患者的一种主观感受，它包含了手术前后疼痛、诊疗引起的疼痛及功能锻炼引起的疼痛。疼痛管理应该建立在对患者进行全面动态评估，以及根据治疗的进程逐步调整护理和康复计划及用药的基础上（表 17-1）。针对引起疼痛的原因进行管理是实施有效镇痛措施的重要环节。

表 17-1　疼痛评估的管理——上海市第一人民医院疼痛评估方法

评估时间	入院时	每日 14:00	手术当日，返回病房	使用镇痛药后 0.5 h
疼痛评分	<4 分，每日评估		≥4 分，动态评估	

疼痛是患者的个体体验，疼痛的严重程度由患者自我评估的报告反映。疼痛评估工具应用的目的是将疼痛评估的结果尽可能地量化，从而有利于比较治疗前后疼痛的差异（表 17-2）。

表 17-2　疼痛评估

疼痛评估工具

工具名称	适用范围	图表
Wong-baker 面部表情疼痛评分量表 (faces pain scale, FPS)	适用于语言障碍、文化程度较低以及儿童和老年患者	
数字分级法 (numeric rating scale, NRS)	直观，容易理解	
口述分级评分法 (verbal rating scale, VRS)	定量测评疼痛强度以及观察疗效	见下表
视觉模拟评分法 (visual analogue scale, VAS)	视觉和运动功能基本正常的患者	

口述分级评分法 (VRS)：

评分	疼痛程度	描述
0分	无痛	无疼痛
1~3分	轻度	有疼痛但可忍受，生活正常，睡眠无干扰
4~7分	中度	疼痛明显，不能忍受，要求服用镇静药物，睡眠受干扰
≥8分	重度	疼痛剧烈，不能忍受，需用镇痛药物，睡眠严重干扰，可伴自主神经紊乱或被动体位

　　围术期的疼痛管理需要团队的通力配合，在此过程中护理人员应深入学习疼痛护理方法，配合不同专业的人员进行合作，对患者采取有效的镇痛措施（表 17-3），来提升疼痛管理质量。

表 17-3　疼痛的干预

护理干预	
镇痛药	超前镇痛，按阶梯给药，用药个体化
体位	抬高术肢高于心脏 20～30 cm，以利于患肢肿胀消退，同时可以缓解伤口疼痛
心理干预	尊重患者，解释原理，分散注意力，环境舒适，家属配合

　　医护人员要认真观察患者用药后的疗效和反应，监护用药过程，密切注意治疗细节。止痛效果不理想或出现不良反应时，要查找和分析原因，及时采取有力措施，以取得最佳的疗效。

（作者：林英）

参考文献

[1] 黄天雯, 陈晓玲, 谭运娟, 等. 疼痛护理质量指标的建立及在骨科病房的应用[J]. 中华护理杂志, 2015, 6(7): 4-5.

[2] 刘梅, 刘林, 许勤, 等. 持续质量改进在骨创伤患者疼痛管理中的应用[J]. 中华护理杂志, 2012, 13(7): 17-18.

[3] 周英华, 张伟, 眭建. 疼痛评估工具选择的研究进展[J]. 护士进修杂志, 2013, 28(11): 974-977.

[4] 彭贵凌, 姜耀, 孙胜男. 创伤骨科护士参与围手术期疼痛管理体验的质性研究[J]. 护理管理杂志, 2014 , 14 (6): 396-397.

[5] 黄天雯, 何翠环, 陈晓玲, 等. 骨科无痛病房护理工作模式的建立[J]. 中华护理杂志, 2011, 8(6): 15-16.

[6] 侯丽莉, 王峻, 廖鹏, 等. 个体化疼痛管理对创伤骨科患者围手术期疼痛控制的影响探讨[J]. 护士进修杂志, 2012, 8(7): 18-19.

第十八章 静脉血栓栓塞的预防与护理

静脉血栓栓塞（venous thrombosis embolism，VTE）指血液在静脉内不正常地凝结，使血管完全或不完全阻塞，属于静脉回流障碍性疾病。静脉血栓栓塞包括两种类型：深静脉血栓形成（deep vein thrombosis，DVT）和肺栓塞（pulmonary embolism，PE），为静脉血栓栓塞在不同部位和不同阶段的两种临床表现形式（表18-1）。深静脉血栓形成的危险因素包括静脉血流淤滞、静脉内膜损伤和血液高凝状态。

表 18-1 静脉血栓栓塞与肺栓塞的临床表现

分类	临床表现
静脉血栓栓塞形成	下肢肿胀、疼痛和压痛；局限性小血栓可无临床症状，肿胀范围可大致反映堵塞部位
肺栓塞	呼吸困难最常见，其次为胸痛、心悸、咳嗽、烦躁、咯血及晕厥

各种类型的手术是引起静脉血栓栓塞的因素之一，尤其是骨科大手术时间长、肢体制动、血管损伤，更容易引起静脉血栓栓塞的发生，因此，预防性护理尤其重要。从患者入院就进行静脉血栓栓塞评分。如静脉血栓形成危险度评分（risk assessment profile for thomboembolism，RAPT）＞5分，应立即通知医生，根据患者病情制定相应的预防措施（表18-2、表18-3）。

表 18-2　创伤患者 RAPT 评估工具

项目	得分（分）	项目	得分（分）
病史		创伤程度	
肥胖	2	胸部	AIS＞2
恶性肿瘤	2	腹部	AIS＞2
凝血异常	2	头部	AIS＞2
静脉血栓栓塞病史	3	脊柱骨折	3
医源性损伤		GCS＜8 分持续 4 h 以上	3
中心静脉导管＞24 h	2	下肢复杂骨折	4
24 h 内输血＞4 U	2	骨盆骨折	4
手术时间＞2 h	2	脊髓损伤（截瘫、四肢瘫等）	4
修复或结扎大血管	3	年龄	
		40～60 岁	2
		60～75 岁	3
		＞75 岁	4
RAPT 总得分：			

注：RAPT，静脉血栓形成危险度评分；AIS，简明损伤评分（abbriviated injury scale）；GCS，格拉斯哥昏迷评分（Glasgow coma scale）

RAPT≤5 分为低风险，DVT 发生率为 3.6%；6～14 分为中等风险，DVT 发生率为 16.1%；＞14 分为高风险，DVT 发生率为 40.7%。

表 18-3　上海市第一人民医院创伤患者 RAPT 评估方法

评估时间	入院时	每周一	手术当日，返回病房	下肢动静脉 B 超结果异常
RAPT 评分	≤5 分，每周评估		＞5 分，通知医生，动态评估	

一、预防措施

1. 基本预防措施

（1）抬高患肢，促进静脉回流。早期进行患肢的功能锻炼，床旁活动。

（2）宜进低脂肪、高蛋白质、清淡易消化饮食，控制血糖和血脂。

（3）做好预防静脉血栓知识宣教，戒烟、戒酒。

2. 物理预防措施

（1）梯度压力袜（gradient compression stocking, GCS）：又称抗血栓袜，可以包裹下肢，并形成梯度压力，促进血液循环，从而达到抗血栓的作用。梯度压力袜简单、便宜，是最受欢迎的物理抗血栓法（图18-1）。

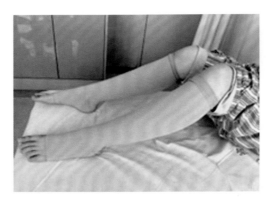

图 18-1　梯度压力袜

（2）足底动静脉脉冲系统（intermittent pneumatic plantar stimulation, IPPS）：通过模拟人类自然行走时足底形成的瞬间脉冲压力，从而促进下肢的静脉回流。IPPS 除了预防静脉血栓栓塞外，还可以消除水肿，减轻手术带来的疼痛（图18-2）。

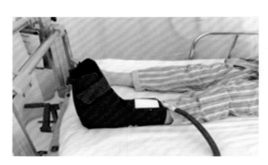

图 18-2　足底动静脉脉冲系统

（3）间歇充气加压装置（intermittent pneumatic compression, IPC）：是循环充气和放气装置。该装置可从踝关节充气和放气开始，依次充气至下肢近端（远端气囊先充气，形成较大的压力。近端气囊后充气，形成较小的压力）（图 18-3）。

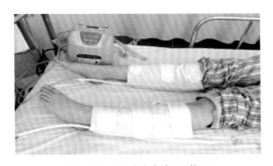

图 18-3　间歇充气加压装置

物理预防措施是利用机械原理促使下肢静脉血流加速，减少血液淤滞，降低术后下肢 DVT 的发生。对于患肢无法或不宜采用物理预防措施的患者，可在对侧肢体实施预防，应用前宜常规筛查禁忌证。

3.药物预防措施　见表 18-4。

表 18-4　使用抗凝血药物的护理	
抗凝药物	普通肝素、低分子量肝素、Xa 因子抑制剂及维生素 K 拮抗剂等
观察和护理	肢体的血运
	肢体的张力
	伤口的出血情况
	全身情况
	用药调整

二、发生 VTE 后应立即处理，防止危及生命的病情发生

VTE 患者的护理见表 18-5。

表 18-5 VTE 患者的护理

介入	下腔动静脉造影＋滤器植入术（按适应证检查与放置）
患肢	绝对卧床休息，患肢制动，禁止按摩患肢，防寒保暖
皮肤	预防压力性损伤
药物	观察抗凝血药的用药效果及不良反应
饮食	进低脂肪、低热量、高蛋白质、清淡、易消化食物
理疗	使用梯度压力弹力袜
功能锻炼	适当活动，促进下肢血液循环，防止关节挛缩及肌肉萎缩
健康教育	开展知识宣教，戒烟、戒酒，控制血糖和血脂等

（作者：张媛）

参考文献

[1] HARRIS P, NAGY S, VARDAXIS N J, et al. Mosby's Dictionary of Medicine, Nursing & Health professions[M]. 7th ed. St. Louis, MO: Mosby, 2006: 115-116, 335, 520, 1454, 1849, 1949.

[2] 中华医学会骨科学分会创伤骨科学组. 创伤骨科患者深静脉血栓形成筛查与治疗的专家共识[J]. 中华创伤骨科杂志, 2013, 15(12): 1013-1017.

[3] 田伟. 中国骨科大手术静脉血栓栓塞症预防指南[J]. 中华骨科杂志, 2016, 36(2): 66-71.

第十九章 骨筋膜室综合征的护理

骨筋膜室综合征又称急性筋膜间室综合征，是骨科常见的一种严重合并征，是骨筋膜室内的肌肉、神经因急性缺血、缺氧而产生的一系列症状和体征。如不及时治疗，会迅速发展为肢体坏死或坏疽，严重者可并发肾衰竭而危及生命。对发生骨筋膜室综合征的患者应严密观察、细心护理、及时治疗，杜绝疾病的进一步发展，避免不良后果的发生（表19-1）。

表 19-1　骨筋膜室综合征的病因	
内容物体积增加	缺血后水肿 损伤：挫伤、挤压伤或烧伤 出血
骨筋膜室容量减少	包扎、固定过紧、严重长时间局部压迫

一、临床表现

1. 症状

（1）早期：疼痛性进行性加重。

（2）晚期："5P"征 [疼痛（pain）、感觉异常（paresthesia）、苍白（pallor）、无脉（pulsessness）、麻痹（paralysis），（图 19-1）]。

2.体征

（1）肢体肿胀：受累肢体肿胀明显、发亮、张力大、水疱（图 19-1、图 19-2）。

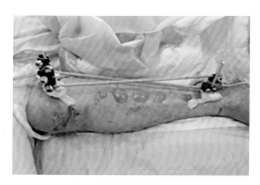

图 19-1　肢体肿胀、水疱形成

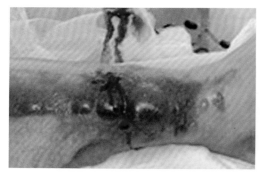

图 19-2　肿胀持续加重，出现血性水疱

（2）压痛：肌腹有明显压痛。

（3）被动牵拉痛：缺血肌肉受到牵拉时出现的疼痛。

（4）血管：搏动减弱或消失。

（5）神经：感觉减退、感觉消失、主动活动无力。

二、骨筋膜室综合征切开减压术后的观察要点

（1）伤口：伤口渗液，分泌物的色、质、量（图 19-3）。

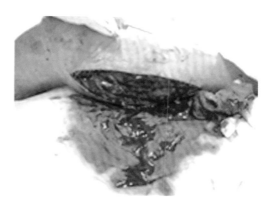

图 19-3　骨筋膜室肌肉坏死减压后

（2）生命体征：体温、脉搏、呼吸、血压，尿的色、量。
（3）体位：患肢抬高，置于功能位。
（4）动脉搏动：观察桡、足背动脉搏动和指、趾末端的血运、感觉、活动及皮温。

三、患肢功能锻炼

开始可进行患肢以外的全关节任意活动，以主动活动为主，被动活动为辅。

1.股四头肌等长等张收缩锻炼　保持肌肉紧张度 5～10 秒，后放松肌肉。50 下 / 次，每日 3 次（图 19-4）。

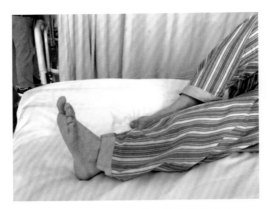

图 19-4　股四头肌等长等张收缩锻炼

2. 直腿抬高锻炼　抬高 5 ~ 10 cm，保持 1 ~ 5 分钟，3 次 / 日（图 19-5 ）。

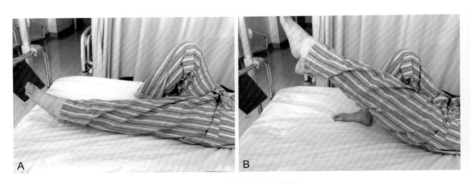

图 19-5　直腿抬高锻炼

3. 负重锻炼　开始时，踩秤 15 ~ 20 kg，以后根据骨的愈合情况逐渐增加力量。

4. 前臂旋转练习　进行前臂内旋和前臂外旋训练（图 19-6 ）。

患者出院后，嘱其应继续坚持患肢功能锻炼 8 周以上，并门诊随访。

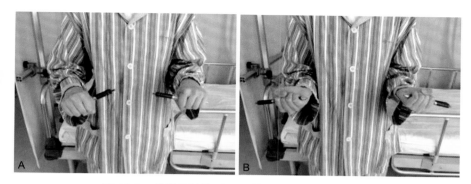

图 19-6　前臂旋转练习。A. 前臂内旋；B. 前臂外旋

（作者：周颖）

参考文献

[1]　张镛福. 筋膜间室综合征[M]. 北京: 人民卫生出版社, 1986, 269.

[2]　MABEE J R. Compartment syndrome: a complication of acute extremity tauma[J]. J Emerg Med. 1994, 12(5): 651-656.

[3]　杨瑞敏. 骨筋膜室综合征的危害与护理[A]. 2014年河南省骨伤护理学术交流会论文集[C]. 2014.

第二十章　功能锻炼与康复

　　骨折后关节功能改善需要数月的时间，因为造成关节僵硬的基本原因是关节与软组织之间的粘连，靠锻炼来松解创伤后关节粘连是一个循序渐进的过程。

一、肱骨骨折术后功能锻炼与康复

　　1. 目的

　　（1）增加局部血液循环，消除肿胀，加速周围软组织损伤的修复，防止上肢肌肉萎缩、关节僵硬等并发症。

　　（2）可增加两骨折端在重轴上的挤压力，防止骨断端分离，促进骨折愈合，防止脱钙。

　　2. 功能锻炼方法

　　（1）早期：固定后即可做伸屈指、掌、腕关节活动（图 20-1）。

　　（2）术后 2~4 周（视频 8—10）：肩关节前后摆动练习，肩关节内旋、外旋运动，肩关节的被动弧圈运动。

　　（3）骨折愈合后：爬墙运动（视频 11、图 20-2）。

　　3. 注意事项　要坚持锻炼，活动幅度和力量应根据患者的耐受力循序渐进地完成。肿胀消除后可行肩、肘伸屈活动，但不宜做旋转活动。

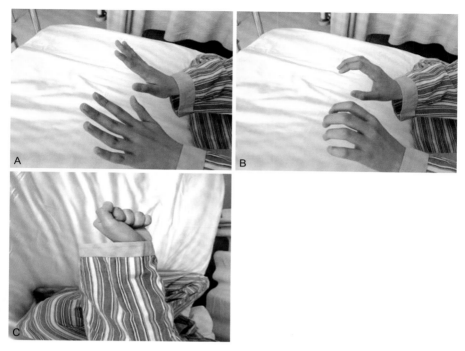

图 20-1　A. 手指伸展；B. 手指弯曲；C. 握拳

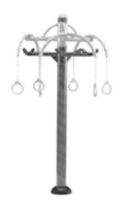

图 20-2　抗阻牵拉肩、肘屈伸

二、股骨骨折术后功能锻炼与康复

1.目的

（1）增加局部血液循环，消除肿胀，加速周围软组织损伤的修复。

（2）防止下肢肌肉萎缩、关节僵硬及神经肌肉粘连等并发症。

（3）可增加两骨折端在重轴上的挤压力，防止骨断端分离，促进骨折愈合，防止脱钙。

2.功能锻炼方法

（1）早期股四头肌等长收缩运动（图 20-3），踝关节及足趾屈伸、背伸等动作（图 20-4、图 20-5），踝关节外旋及内旋运动。

（2）术后第 1～2 周，髋、膝关节主动伸屈运动（视频 12）。

（3）术后第 3 周（图 20-6）：开展肌肉等张收缩练习，踝、足趾屈伸功能锻炼。

（4）视骨折愈合情况可主动做膝关节屈伸练习（视频 13）。

3.注意事项　要坚持锻炼，活动幅度和力量要循序渐进。

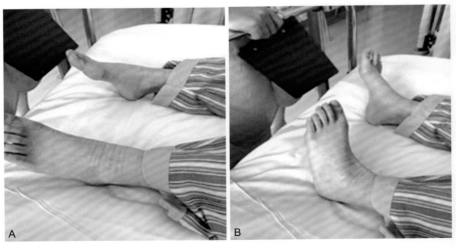

图 20-3　股四头肌等长收缩锻炼

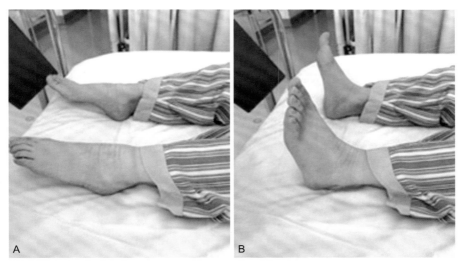

图 20-4 踝关节锻炼。A. 跖屈；B. 背伸

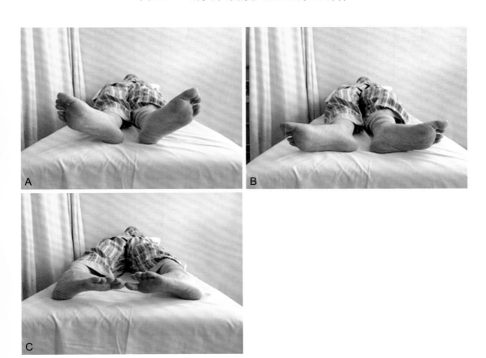

图 20-5 旋转锻炼。A. 中位；B. 外旋；C. 内翻

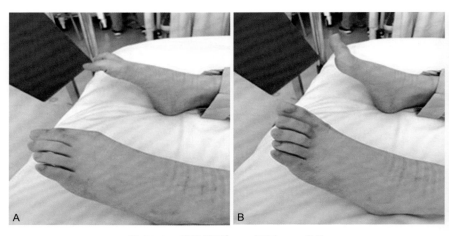

图 20-6　足趾锻炼。A.跖屈；B.背伸

三、胫腓骨骨折术后功能锻炼与康复

1.目的

（1）增加局部血液循环，消除肿胀。

（2）加速周围软组织损伤的修复，防止下肢肌肉萎缩、关节僵硬及神经肌肉粘连等并发症。

2.功能锻炼和方法

（1）早期：股四头肌等长收缩活动（图 20-3），踝关节及足趾屈伸、背伸动作（图 20-4、图 20-5），髋、膝活动。

（2）术后第 2 周开始在保持股骨不旋转、不内收的情况下做髋与膝关节主动屈伸活动。

术后 6~8 周，可下床步行练习（图 20-7）。

3.注意事项　要坚持锻炼，活动幅度和力量要循序渐进。术后初下床行走的患者应注意保护，以防摔倒、摔伤。

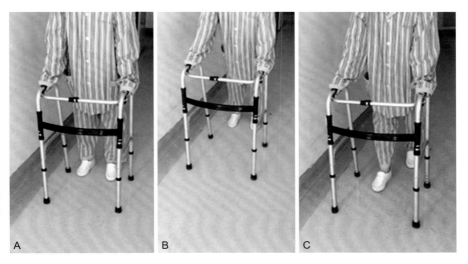

图 20-7 步行练习

（作者：刘雯燕）

参考文献

[1] 贾红兵, 高云, 黄海燕. 规范化功能锻炼在肱骨骨折中的应用效果[J]. 西北国防医学杂志. 2014, 35(06), 575-576.

[2] 黎银霞. 分析股骨粗隆间骨折术后康复功能锻炼的指导及护理要点[J]. 世界医学信息, 2017, 17(85): 7-8.

[3] 陈丹丹. 功能锻炼在胫腓骨骨折术后的效果评价[J]. 中外医疗, 2010, 21: 81-82.